医療従事者・家族が知りたい！

薬相談2万5千件のプロが答える

よくわかる認知症と薬のQ&A

みんなが悩む高齢者への抗血栓治療薬投与の疑問も解決

徳田正武 著
トクダ健康メディカル代表

MC メディカ出版

推薦の言葉

　今、日本では認知症は国民の最も大きな関心事であり、国も国家戦略として取り組んでいる重要な疾患である。認知症については、近年いろいろなテレビや新聞などで報道されている。マスコミによる報道は広く多くの方々に伝わる点は良いが、きめ細かい正しい理解には至らないことが多い。認知症に関する書籍も多く出版されるようになってきているが、すべての領域が網羅されているわけではない。また、エビデンス（科学的根拠）に基づいていない内容も多い。いまだに認知症対策の大きな課題は、認知症への偏見と言われている。この偏見をなくすには、認知症への正しい理解の啓発活動に尽きる。

　そのような状況の中、徳田正武氏が認知症に関する書籍を著作された。本書の著者である徳田正武氏は薬剤師の資格を持ち、世界に先駆けて認知症治療薬の製造販売に成功したエーザイ株式会社の元社員という経歴をお持ちである。そのような貴重な経験を生かして書かれた本書は、できる限りエビデンスに基づいた内容を記載しており、薬に関する記載は他の書籍とは明らかに一味違う。2章の「認知症と薬のQ&A」では、痒い所に手が届く配慮がなされている。

　また著者は、私が2001年に立ち上げた日本認知症予防学会の会員として研鑽を積んでおり、本書の随所に認知症予防の視点が盛り込まれている。認知症予防というのは、病気の発症予防（第1次予防）だけではなく、病気の早期診断・早期治療（第2次予防）、病気の進行防止（第3次予防）まで含んだ概念である。

　このようなすばらしい書籍を、是非多くの方に手に取って読んで頂けることを期待している。

鳥取大学医学部保健学科生体制御学講座・教授
日本認知症予防学会・理事長　**浦上克哉**

はじめに

　我が国では、高齢者の4人に1人が認知症またはその予備群と言われています。認知症高齢者とともにより良く生きていくことが求められる時代が、すぐそこまで来ています。

　これからは医師だけでなく、薬剤師、看護師、介護関係者およびご家族のみなさんにとって「認知症の患者さんに処方される薬に対する正しい知識と理解」をすることが必要となります。その一助となればと思い本書を作成致しました。

　最近ではアルツハイマー型認知症だけでなく、レビー小体型認知症に対する治療薬も承認されています。また、認知症の原因療法に迫る新薬開発も日本、米国、欧州を中心に世界中で活発に行われています。さらには、アロマセラピー療法を筆頭にしたメディカルハーブやサプリメントによる認知症予防薬の研究も進んできています。

　本書ではこれらのホットな薬物情報に加え、薬の安全性（副作用）や認知症高齢者に多く使用される抗凝固薬（ワルファリン、ヘパリンなど）、抗血小板薬（低用量アスピリンなど）についても、私が製薬メーカー勤務時代に専門家や患者さんから多く寄せられた、身近な質問にお答えしました。この点が本書の最大の特徴になっています。

　認知症高齢者の多くはワルファリンの服薬やヘパリンの点滴、そして低用量アスピリンやクロピドグレル、リマプロスト、シロスタゾールなどの抗血小板薬を服用しています。また最近ではダビガトランなどの新しいタイプの経口抗凝固薬（NOAC）も発売され、ワルファリンに代わって使用され始めています。これらの抗血栓治療薬（抗凝固薬、抗血小板薬）について、今までどの本にも書かれていませんが、実は現場の方々が疑問に思っている質問に対してもできるだけ対応致しました。なかには循環器の専門医しか知りえない貴重な情報も含まれています。

　医療、介護の従事者だけでなく、患者さんのご家族にもわかりやすい内容となるように努力致しました。認知症サポーターの養成講座の教材または参考書に、そして医療・介護の日常業務における「認知症と薬の理解」のための入門書・教育・研修資材としてお役にたてれば幸いです。

トクダ健康メディカル・代表　徳田正武

Contents

推薦の言葉……2
はじめに……3

認知症の基礎 Q&A

①認知症とはどんな病気？

- **Q1** わが国における認知症の有病率はどれくらいですか？……10
- **Q2** 認知症の種類には、どんなものがありますか？ 疾患の割合はどれぐらいですか？……12
- **Q3** 認知症では、どのような症状が現れますか？……13
- **Q4** 認知症は治療可能ですか？ また、予防は可能ですか？……15
- **Q5** もの忘れは、なぜ起こるのですか？ 病気ではないのですか？……16
- **column** 認知症になりにくい生活習慣と性格……17
- **Q6** 老化による「もの忘れ」と認知症による「もの忘れ」は 見分けることができますか？……18
- **column** 家族や介護者の対応しだいで、認知症の進行は防げる！……20
- **Q7** 認知症の早期発見に意味はあるのでしょうか？……21
- **column** 認知症を早期に発見するために……22

②アルツハイマー型認知症

- **Q8** アルツハイマー型認知症とは、どのような病気ですか？……23
- **Q9** アルツハイマー型認知症の脳内では何が起きているのですか？……24
- **Q10** アルツハイマー型認知症の中核症状には、どのようなものがありますか？……26
- **Q11** アルツハイマー型認知症の周辺症状（随伴症状）には、どのようなものがありますか？……28
- **column** 周辺症状への薬物療法……30

- **Q12** アルツハイマー型認知症は、どのような経過をたどるのでしょうか？……31
- **column** アルツハイマー型認知症の臨床診断（ステージ）と臨床的特徴……32

③レビー小体型認知症
- **Q13** レビー小体型認知症とアルツハイマー型認知症との違いは何ですか？……33
- **Q14** レビー小体型認知症には、どのような症状があるのですか？……35
- **Q15** レビー小体型認知症にみられる典型的な症状へは、どのように対応すればよいでしょうか？……36

④その他の代表的な認知症
- **Q16** 脳血管性認知症とは、どのような病気ですか？……40
- **Q17** 前頭側頭型認知症（ピック病）とは、どのような病気ですか？……41
- **Q18** 軽度認知障害（MCI）も認知症なのですか？……42

⑤認知症の診断
- **Q19** 自宅でできる簡単な認知症の診断方法はありますか？……44
- **column** 浦上式「1分間でできる認知症のチェックシート」……44
- **Q20** どのようにアルツハイマー型認知症かどうかを調べるのですか？……46
- **Q21** 認知症の診断時に注意すべき「うつ病」と「妄想」の鑑別は？……47

2 認知症と薬のQ&A

認知症の治療薬

①アルツハイマー型認知症と治療薬
- **Q1** アルツハイマー型認知症の薬による治療法は、どのように行われるのですか？……50

Q2 承認を受けている認知症治療薬には、どのようなものがありますか？ 効能・効果に違いはありますか？……51

Q3 認知症治療薬によって、アルツハイマー型認知症は治りますか？……53

Q4 アセチルコリンエステラーゼ阻害薬の作用機序とは、どのようなものですか？……54

Q5 若年性アルツハイマー型認知症に対する治療薬の効果について教えてください。……56

Q6 メマンチン塩酸塩の作用機序は？ どのようなときに服用しますか？……57

Q7 ガランタミン臭化水素酸塩やリバスチグミンからドネペジル塩酸塩には、どのように切り替えればよいですか？……59

②レビー小体型認知症と治療薬

Q8 レビー小体型認知症に効能・効果が認められている薬はありますか？……62

column 脳血管性認知症に効果のある薬は？……62

Q9 レビー小体型認知症もアセチルコリン合成酵素の活性は低下しているのですか？……63

Q10 レビー小体型認知症で使用される抗精神病薬の副作用はなんですか？ 気をつけることは？……64

③おもな副作用

Q11 アルツハイマー型認知症治療薬のおもな副作用（安全性情報）は？……66

Q12 認知症治療薬を飲むと興奮することがありますか？……68

column 認知症治療薬の休薬・中止について……68

Q13 認知症治療薬によって不整脈が起こり、失神をきたすことがありますか？……69

④開始時期と投与中止の影響

Q14 認知症治療薬の投薬を開始するタイミングは？……70

Q15 ドネペジル塩酸塩はどのくらいの期間休薬しても治療効果に影響を及ぼしませんか？……72

- **Q16** ドネペジル塩酸塩の休薬後、何 mg から投与を再開したらよいですか？……73

認知症高齢者と抗凝固薬ワルファリン

①食事と併用薬との相互作用

- **Q17** ワルファリンを服用の際、食事についてはどのようなことに注意が必要ですか？……74
- **Q18** 抗生物質の構造式上、ワルファリンと相互作用を起こしやすいものはありますか？……76
- **column** ビタミンK欠乏による出血傾向の原因……79
- **Q19** ワルファリンと相互作用が少ない抗生物質には、どのようなものがありますか？……80
- **Q20** ワルファリンとロキソニンなどの非ステロイド抗炎症薬（NSAIDs）は飲み合わせると影響がありますか？……82
- **Q21** ワルファリンと相互作用の少ない非ステロイド抗炎症薬（NSAIDs）はありますか？……83
- **Q22** 食事や服薬指導を行っている入院患者さんでワルファリンの効果がみられません。高カロリー輸液は影響がありますか？……84

②出血の注意

- **Q23** ワルファリンを服用している認知症高齢者は、どのような出血に注意が必要ですか？……85
- **column** 出血防止策……85
- **Q24** ワルファリンの飲み過ぎによる出血には、どのように対応すればよいですか？……86
- **Q25** 抜歯や眼の小手術のときにはワルファリンの服用を中止する必要がありますか？……87

③ヘパリンとの併用と置換

- **Q26** 深部静脈血栓症の治療においてヘパリン注からワルファリンへはどのように移行すればよいですか？……88
- **Q27** ワルファリンを一時的にヘパリンに置換する場合の方法は？……90

④抗血小板薬との使い分け
- Q28 心房細動があり、ワルファリンを飲んでいる患者さんが抗血小板薬を服用しても大丈夫ですか？……91
- Q29 心原性の脳梗塞の予防には、低用量アスピリンよりもワルファリンのほうがよいですか？……93
- Q30 一過性脳虚血発作（TIA）疑いで脳梗塞防止のため低用量アスピリンをいつまでに飲んだらよいですか？……95

⑤ NOAC との使い分け
- Q31 新規経口抗凝固薬（NOAC）とはどのようなものですか？　服用で気をつけることはありますか？……96

世界の認知症治療薬への取り組みと予防薬

①世界の認知症治療薬の開発状況
- Q32 どんなタイプのアルツハイマー型認知症治療薬が開発されていますか？……98

②認知症の予防薬（メディカルハーブ・サプリメント）の現状
- Q33 アロマセラピーによる認知症予防について教えてください。……100
- Q34 サプリメントやメディカルハーブにどこまで期待できますか？……101
- Q35 DHA はアルツハイマー型認知症の予防薬になりますか？……102
- Q36 イチョウ葉エキスはアルツハイマー型認知症の予防薬になりますか？……103
- Q37 ピクノジェノール® はアルツハイマー型認知症の予防薬になりますか？……104
- Q38 レシチンはアルツハイマー型認知症の予防薬になりますか？……105
- Q39 コエンザイム Q 10 はアルツハイマー型認知症の予防薬になりますか？……106

  column 認知症の予防について……107

索引……109

1章
認知症の基礎 Q&A

Q1 わが国における認知症の有病率はどれくらいですか？

　加齢により認知症が増えてくるだろうということは十分に想像できることですが、実際にこれを研究報告した資料[1]があります。

　全国10市町における65歳以上の住民計約9,000人（無作為抽出）を対象にして行われた厚生労働科学研究の認知症に関する大規模研究によれば、2010（平成22）年の日本の人口に準拠して推定された全国の認知症有病率は15％で推定有病者数は439万人でした。

　2年後の2012（平成24）年時点の推定有病者数はさらに22万人増加し、約462万人と算定されています。

　また、認知症を発症する前段階とみられる軽度認知障害（mild cognitive impairment：MCI、p.42参照）の高齢者が、2010（平成22）年で約380万人（有病率13％）と推計されました。急激な高齢者人口の増加、平均寿命の延び、診断方法が進歩したしたことが認知症の頻度増加に影響していると考えられます。

　また、年齢別にみていくと75歳を過ぎると急激に認知症患者さんが増えてきて、平均寿命を迎える85～90歳でピークになっています（図）。

　全国の認知症高齢者数の439万人と軽度認知障害の380万人を合わせると日本全国で819万人です（2012年のデータによる）。これは、65歳以上のなんと4人に1人（推定）は認知症または認知症の発症前ということになります。

① 認知症とはどんな病気？

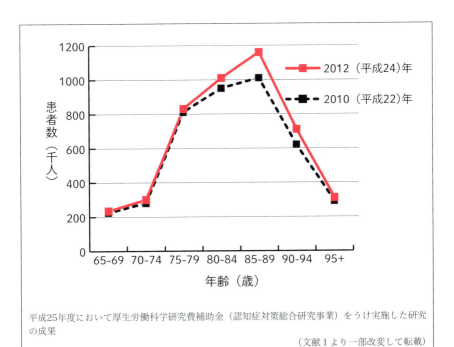

平成25年度において厚生労働科学研究費補助金（認知症対策総合研究事業）をうけ実施した研究の成果

（文献1より一部改変して転載）

図　年齢階級別患者数（平成22年と平成24年の10月1日人口をもとに算出）

〈引用・参考文献〉
1）朝田隆．厚生労働省科学研究費補助金　認知症対策総合研究事業　都市部における認知症有病率と認知症の生活機能障害への対応．〈http://www.tsukuba-psychiatry.com/wp-content/uploads/2013/06/H24Report_Part1.pdf〉．(2016-04-11)．

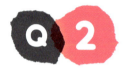 認知症の種類には、どんなものがありますか？ 疾患の割合はどれぐらいですか？

　超高齢社会となり、認知症の人と家族に対する支援のあり方が社会問題となってきています。
　認知症の中で**アルツハイマー型認知症（Alzheimer's dementia：AD）**と**脳血管性認知症（vascular dementia：VD）**と**レビー小体型認知症（dementia with Lewy bodies：DLB）**が**3大認知症**といわれています。
　その他の認知症としては、**前頭側頭型認知症（ピック病）**、**アルコール脳症**、**肝性脳症**などがあります。
　割合は、アルツハイマー型認知症が50％、レビー小体型認知症が20％、脳血管性認知症が15％という報告があります（図）。

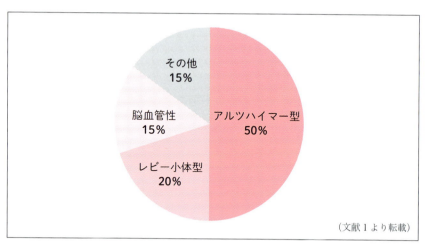

図　認知症の種類と割合

〈引用・参考文献〉
1）小阪憲司．知っていますか？　レビー小体型認知症．メディカ出版，2009，14．

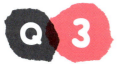 認知症では、どのような症状が現れますか？

中核症状と周辺症状（随伴症状）

　認知症の症状には必ずみられる**中核症状**と、中核症状に伴って起こる**周辺症状**（behavioral and psychological symptoms of dementia：BPSD）があります。

　中核症状としては、本質的な能力が障害されます。すなわち、**記憶障害や判断力低下、見当識障害**などが起こってきます（p.26参照）。

　周辺症状とは、一人で歩き回る徘徊、怒りっぽくなる、以前に比べて意欲が低下する、不安や幻覚がある、**もの盗られ妄想**がある、などの症状のことを指しています（p.28参照）。中核症状が進行するにしたがって、周辺症状が現れてくることがあります。

アルツハイマー型認知症の症状

　アルツハイマー型認知症では、初期の症状として**もの忘れ**などの認知機能障害が現れます。症状が進行してくると**もの盗られ妄想**、徘徊、取り繕い症状などが出てくることが特徴的です。

レビー小体型認知症の症状

　レビー小体型認知症では注意力がなくなる、ものがゆがんで見える（視覚認知機能障害）などの認知機能障害もみられますが、「もの忘れ」などの記憶障害は目立たない場合があります。むしろ、最初の段階では錐体外路症状とよばれる**パーキンソン病**[*1]に似た手足のふるえ、筋肉の硬直などやうつ状態、幻視、幻覚などが、もの忘れに先行して現れることが特徴的です。また、睡眠時に大声で叫ぶなどの異常言動や立ちくらみ、めまいなどの自律神経症状もみられます。調子の良いときや悪いと

きをくり返しながら進行していきます。

脳血管性認知症の症状

　脳梗塞や脳出血などによって発症する脳血管性認知症の場合は、障害されている能力と正常な能力が混在するために**まだら認知症**（日によって認知症と正常が変動する）が現れることがあります。判断力や記憶は比較的保たれていても**せん妄**[*2]が起きて突然、認知機能が悪化することがあります。また、脳血管障害によって、手足に片麻痺や感覚障害が現れたり、言語障害などの身体面の症状が現れることが特徴です。

＊1　パーキンソン病

　パーキンソン病は、1817年にこの病気を初めて報告したイギリス人のジェームズ・パーキンソンという医師の名前から由来する病名です。
　この病気は、脳の中の神経に異常（主に脳内のドーパミンの減少が原因）が起こりスムーズな動きができなくなる病気です。代表的な運動症状として、振戦（手や足のふるえ）、無動（動きが遅くなる）、固縮（筋肉がかたくなってこわばり、関節の曲げ伸ばしに抵抗がある）、姿勢反射障害（体のバランスがとりにくくなる）などが現れます。若い人には少なく、普通40〜50歳以降にみられることが多いとされます。

＊2　せん妄

　せん妄とは、急性の脳障害などで意識障害が起こって頭が混乱した状態、すなわち軽い意識障害を起こしている状態のことです。意識がぼんやりとした状態となり、意識がはっきりしない中で動き回ったり、錯覚や幻覚、妄想、興奮などが加わった状態がせん妄の特徴的な症状です。脳血管障害や血管性認知症、アルツハイマー病などで、昼間は症状がなく夕方から夜にかけてせん妄が出現することがありますが、これを「夜間せん妄」といいます。

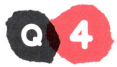
認知症は治療可能ですか？
また、予防は可能ですか？

治療可能な認知症

　認知症の中には、適切な処置を行えば治る認知症もあります。

　たとえば、原因がわかると治癒できる内科的疾患のビタミン欠乏症、甲状腺機能低下症、アルコール性脳症、肝性脳症、低血糖性脳症、感染性脳症などが治療可能な認知症に入ります。また、脳外科的疾患の慢性硬膜下血腫、脳腫瘍、突発性正常圧水頭症＊なども適切な処置を行えば治る認知症に入ります。

〈治療可能な認知症の例〉
- 内科的疾患：ビタミン欠乏症（ビタミンB_1、ビタミンB_{12}など）、甲状腺機能低下症、アルコール性脳症、肝性脳症、低血糖性脳症、感染性脳症（脳炎、髄膜炎）
- 脳外科的疾患：慢性硬膜下血腫、脳腫瘍、突発性正常圧水頭症

予防可能な認知症

　脳血管性認知症は、脳梗塞や脳出血などが原因で発症します。そのため、脳梗塞や脳出血の原因となる高血圧などの薬物療法は、リスクを下げるだけではなく、脳血管性認知症の予防にもつながります。

＊　**突発性正常圧水頭症**
　脳や脊髄の表面を循環している脳脊髄液の流れが悪くなって停滞し、脳室が広がってしまう病気で、具体的には、歩行障害、認知症、尿失禁などの症状が起こります。この場合は、外科手術によって治療することができます。

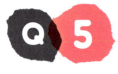

Q5 もの忘れは、なぜ起こるのですか？ 病気ではないのですか？

　一般に、もの忘れは脳の神経細胞の消失や減少、および機能の低下によって起こってきます。年齢を重ねるうちに「もの忘れが増えてきたな、ひどくなってきたな」と感じる人は多いと思います。これは脳の神経細胞の減少からくる老化現象で、誰にでも起こり得ます。**もの忘れは、病気というわけではありません。**

　このような通常の老化による脳の神経細胞の減少ではなく、それより早く神経細胞が消失していき、脳の働きの一つである**認知機能が低下するために起こる病気が認知症**です。

　認知症は、記憶・判断力などの障害が起こって、普通の社会生活が送れなくなった状態をいいます。つまりは**日常生活に支障をきたす脳の病気**といいかえることができます。

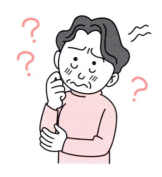

認知症になりにくい生活習慣と性格

　小説や知的ゲームに夢中になっているときや、旅行プランをたてているなど何かに夢中になっているときは、前頭葉や側頭葉の両方に血流が増加しているため、これを継続することで認知症になりにくくなると考えられています。

　性格にも認知症になりやすい性格となりにくい性格があるようです。あくまでも傾向ですが、几帳面、真面目、頑固、ストレスをため込む人は認知症になりやすいといわれています。また、長年「大過なく、つつがなく」きた人、いいかえると「刺激のない」「頭を使わない」生活を送ってきた人は認知症になりやすいようです。アルコールの大量飲酒常習者は、脳萎縮をより招きやすくするリスクがあるといわれます。また、家に閉じこもりがちな人や配偶者を亡くした夫や妻は認知症になりやすいともいわれています。

　むしろ、「なんとかなるさ」的な性格、好奇心が強い性格、友達が多い、ロマンチスト、色気を忘れないなど、おおらかな性格の人は認知症になりにくいといわれています。

　特に「何でも見てやろう」「何でもやってやろう」という精神が大事で、そういったタイプの人は認知症になりにくいともいわれています。

　また、**生きがいをもつ**ことも大切と考えられています。生きがいのある人生、生きがいを感じる人生、人が喜んでくれることをする、など人は生きがいがないと生きていけません。どんな小さなことでもいいので、「誰かにとって役に立っている」と思えることが認知症予防に重要なのです。

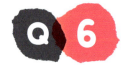

Q6 老化による「もの忘れ」と認知症による「もの忘れ」は見分けることができますか？

　もの忘れは自然な老化によって起こる単なる歳のせいで、誰にでも起こり得るものです。一方、**認知症は病気であり、単なるもの忘れとは区別されます**（表）。

　アルツハイマー型認知症は、一見、老化による単なるもの忘れ現象と区別がつきにくい病気の一つです。しかし、家族など、まわりの人がよく観察しているとその違いが判別できるようになります。本人や家族が「歳のせいだろう」と思うような日常のごく些細な変化が、実は認知症のサインであったりします。**歳のせいとは異なるアルツハイマー型認知症の前兆を見逃さないようにすることが大事**になってきます。

　まず、同じことを何べんもくり返し言ったり聞いたりし始めたら注意が必要です。また、**いつも探し物をしているなどの兆候がみられたら歳のせいではなく、アルツハイマー型認知症の前兆**の可能性があります。

　たとえば、人の名前がすぐに出てこないことはよくあっても、ヒントを言っても思い出せないようであれば、要注意になります。

　そのほか、「食後に食べた内容を思い出せない」ならまだ「もの忘れ」の段階と考えて良いとしても、「食べたこと自体を覚えていない」場合も注意が必要です。過去に脳梗塞などの脳卒中を起こしたことがあれば、脳血管性の認知症が疑われ、なければアルツハイマー型認知症の可能性が高いと考えられます。

　アルツハイマー型認知症の場合は、脳の神経細胞が減っていき、特に記憶や学習機能をつかさどる脳の海馬周辺が萎縮して（小さくなって）いる可能性が指摘されています。萎縮に関してはCTまたはMRI等の検査で萎縮度合いをみることができます。

　現在、認知症の約半数を占めるアルツハイマー型認知症には、症状の

表　老化によるもの忘れと認知症のもの忘れ

老化によるもの忘れ	認知症のもの忘れ
食事内容（朝食に何を食べたかなど）を忘れる	食事したこと、そのものを忘れる
今日の日付や曜日、人の名前を思い出せないなどの記憶障害のみがみられる	記憶障害に加えて仕事や料理などの段取りがわからなくなるなど判断力が低下する
もの忘れはあるが、知識は失っていない	今まで使っていた携帯の操作など、ものの使い方がわからなくなる
もの忘れを本人が自覚している	もの忘れしたことの自覚がない
探し物は何とか自分で見つけ出せる	誰かが隠した、または盗まれたという
時間や日付などの見当識障害はみられない	現在の時間や日付、自分のいる場所などがわからなくなるなど見当識障害があらわれる
つじつま合わせやつくり話はみられない	取り繕いや話のつじつま合わせがみられる
程度は徐々にしか進行しない	確実に軽度から中等度、そして高度へと進行し日常生活に支障がでてくる

進行を遅らせる薬が開発されており、早めに服用するほど効果が期待できることがわかってきています。

家族や介護者の対応しだいで、認知症の進行は防げる！

　「認知症の人に接するときはやさしく接する。決して怒ったり、どなったりしない」これが鉄則です。

　家族や介護者、まわりの人々の対応しだいで、認知症の進行は、ある程度防げることがわかってきました。家族や認知症患者さんが安心して暮らせる（関われる）よう支援する、これがオレンジプラン（認知症対策として総合的に取り組む国家戦略のこと）による国をあげてのキャラバンメイト（認知症サポーター）運動です。

　また、アルツハイマー型認知症の発症には、対人的な接触頻度も大きく関わっていることも明らかになっています。たとえばスウェーデンにおける約1,200人の調査研究ですが、独り暮らしをしている人は夫婦同居暮らしている人よりも認知症の発症の危険度が高いという調査があります[1]。

〈引用・参考文献〉
1) Fratiglioni, L. Influence of social network on occurrence of dementia: a community-based longitudinal study. Lancet, 2000, 1315-9.

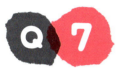

Q7 認知症の早期発見に意味はあるのでしょうか？

　現在、発売されている認知症治療薬では認知症を根本的に治すことはできません。しかし、認知症治療薬による治療を早期に開始することで、認知症の症状の進行を有意な差をもって遅らせることができます。

　つまり、その分、認知症患者さんの家族や介護に携わる人々に時間的な余裕が生まれます。認知症の原因を早く見つけることによって、たとえそれが現段階では治らない認知症であっても、本人や家族、介護者の生活の質を高め、介護の負担を減らすことができるわけです。

　早い時期に診断を受けられれば、本人にとっては病気が進んだときに「どのように介護してもらいたいか？」「財産をどのように処分したいか？」など、自分の意志をはっきり示しておくことができます。治療が遅くなってしまうと、本人の意志が不明瞭になり、相続のトラブルや本人が希望する介護が受けられないなどの恐れが出てきます。

　また、認知症の初期はそれほど負担が大きい時期ではないので、家族にとっては専門家に相談して、認知症やそのサービスについての正しい知識をもち、病気の経過を把握することができます。それが、将来においても余裕のある対応につながり、新しい症状が出ても振り回されることが少なくなります。そのようなことから、認知症の早期発見による早期治療には大きな意味があります。

認知症を早期に発見するために

認知症の症状には次のようなものがあります。通常の生理的なもの忘れの症状（p.18 参照）としっかり区別しましょう。
- 昨日や今日あった体験や出来事をまるごと忘れてしまう。
- もの忘れがどんどんひどくなり進行している。
- もの忘れを本人が自覚していない。
- 時間をかけても思い出せない。
- 計算間違いが多い。
- 時間や曜日の感覚が希薄。
- ぼんやりしていることが多く、無表情で無感覚になった。
- 相手の話を聞かない。
- 疑い深く、同じことを何度もくり返して話す、など。

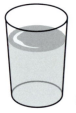

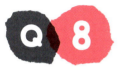

Q8 アルツハイマー型認知症とは、どのような病気ですか？

　アルツハイマー型認知症とは、認知症をきたす疾患の中で一番多い疾患です。原因はまだ完全に解明されたわけではありませんが、脳内でさまざまな変化が起こり、脳の神経細胞が急激に減ってしまって、脳が萎縮して高度の知能低下や人格の崩壊が起こると考えられています。

　初期の症状は、徐々に始まり、ゆっくり進行する「もの忘れ」が特徴です。古い記憶はよく覚えていますが、最近の出来事になると、すぐ忘れてしまい、なかなか思い出すことができません。そのため、同じことを何度も何度も聞き返したり、物の置き忘れなどが多くなります。先ほど話したことを忘れて、また同じ話を始めるなどということがよく起こってきます。また、妄想が起こることもしばしば出てきます。

　アルツハイマー型認知症患者さんの脳萎縮の特徴は**海馬領域の萎縮**から始まり、その萎縮が脳全体に及んでいくことにあります。しかし、軽度の初期段階においては、CTやMRIなどの画像検査も正常か、やや脳の萎縮が強いという程度の場合があります。

　もの忘れから始まり、認知症状は徐々に進んでいきます。そのうちに、もの忘れの自覚がなくなり、人格が変わることがあります。症状は、軽度、中等度、高度と進んでいきます（p.32 コラム参照）。

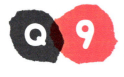 アルツハイマー型認知症の脳内では何が起きているのですか?

アルツハイマー型認知症の特徴的な脳の変化は、以下の3つです。

大脳皮質に著しい萎縮がみられる

特に海馬とその周辺の萎縮は重要で進行性です。

老人斑、神経原線維変化がみられる

アルツハイマー型認知症の脳を顕微鏡で観察すると、神経細胞と神経細胞の間に**老人斑**（シミのようなもの）や神経細胞の中に神経原線維変化（糸くずのようなもの）がみられるといいます。この老人斑の主成分は**アミロイドβタンパク（Aβタンパク）**と呼ばれています。

脳の変化はなぜ起きるのか

アミロイドβタンパクの沈着が飽和すると、神経細胞の中に神経原線維変化という線維状の構造物（**異常リン酸化タウタンパク**）がたまってきます。

神経原線維変化が進むと、細胞の脱落がみられるようになり、それに伴い次第に認知機能の低下がみられるようになります。このように認知症は徐々に進行していきます。

通常、アミロイドβタンパクはつくられては分解、つくられては分解をくり返しています。高齢になると分解機能が衰え、次第に脳の神経細胞のまわりにたまってきます。アミロイドβタンパクは認知症発症の30年ぐらい前から脳内の神経細胞のまわりにたまり始めるといわれます。

また、アミロイドβタンパクがたまり始めて10年ぐらいすると、脳の神経細胞やグリア細胞の内部にタウタンパクがたまり始めます。

タウタンパクがたまり出すとシナプス傷害、神経細胞死が起こり、認知機能が徐々に傷害されて、もの忘れを皮切りに日常生活に支障が生じるようになります。

神経伝達物質の異常が生じている

アルツハイマー型認知症は大脳皮質の萎縮や老人斑、神経原線維の変化以外に、神経伝達物質＊の異常も生じています。神経伝達物質の異常は、アルツハイマー型認知症の発現に深く関与しているものと考えられます。アルツハイマー型認知症では、いろいろな神経伝達物質の減少がみられますが、記憶の働きに関わる神経伝達物質アセチルコリンの減少が特に強く起こることが明らかにされています。

＊　神経伝達物質
　神経細胞間（シナプス）で信号をやりとりするために必要な物質を神経伝達物質と呼びます。シナプス前細胞で生産され、シナプスに放出されて標的細胞（シナプス後細胞）に興奮または抑制の応答反応を起こさせる低分子の化学物質のことです（図）。代表的な神経伝達物質として交感神経はノルアドレナリン、副交感神経がアセチルコリンです。

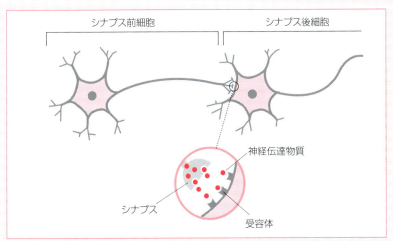

図　シナプスでの情報伝達

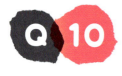
Q10 アルツハイマー型認知症の中核症状には、どのようなものがありますか？

　中核症状として、記憶障害、見当識障害、実行機能障害、判断力低下、失行、失認、失語などがあります。

記憶障害
　アルツハイマー型認知症は、単なるもの忘れとは違います（p.18参照）。初期症状では、ものを忘れるというよりも覚えられなくなります。
　最近の記憶が抜け落ちてしまいますが、次第に過去の記憶もうすれていきます。日常生活に支障をきたすようになったら、アルツハイマー型認知症が始まっている可能性があります。
　以下の症状がみられてきたらアルツハイマー型認知症を疑いましょう。ほかの認知症と見分けるポイントになります。
〈記憶障害の例〉
- しょっちゅう同じことを言ったり聞いたりする。
- いつも探し物をしている。
- 名前をすぐに忘れて思い出さない。ヒントを言っても思い出せない。
- 食べたこと自体を覚えていない。
- 何度言っても忘れる。

見当識障害
　今日が何日なのか、何曜日なのか、また、どこにいるのかなど時間や場所がわからなくなります。
〈見当識障害の例〉
- 約束を間違ったり、忘れたりする。
- 「あなたはどなたですか？」と言い出す（人物誤認）。

- 自宅にいるのに家に帰ると言う。
- 家の中でトイレの場所がわからなくなる。

実行機能障害、判断力低下

　判断・理解力が衰えてきます。物事を整理し、理解して、順番に実行することができなくなります。

〈実行機能障害や判断力低下の例〉
- 今までできていたこと、たとえば料理の手順などがわからなくなる。
- 話している「ことば」が理解できなくなる。
- 「なぜ？」「なんで？」「なんて（言ったの）？」をくり返すようになる。
- 話のつじつまがあわなくなる。
- 簡単なことでも覚えられなくなる。
- 物の使い方がわからなくなり、料理や買い物ができなくなる。

失行、失認、失語

①失行
　目的とする日常行動がとれなくなります。適切に動けなくなります。
〈例〉鍵が開けにくいなど。「できないことばかりです」と言い出す。

②失認
　視力、聴力、触力などの感覚器（知覚機能）に障害がないにも関わらず、まわりの状況を把握することができなくなります。
〈例〉通いなれている自宅の道がわからなくなる。食べ物でないものを「これは食べ物ですか？」と聞くようになる。

③失語
　ことばがなかなか出てきません。ことばを聞いて理解したり、話したりすることができなくなります。
〈例〉「あれ……」「それ……」など、スムーズな会話ができなくなる。会話が成立しなくなる。

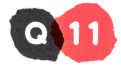

Q11 アルツハイマー型認知症の周辺症状(随伴症状)には、どのようなものがありますか?

　本人の性格や環境、周囲の人々の接し方で個人差がありますが、不安、妄想、徘徊などが現れたりします。周辺症状が出る背景には、患者さんの**中核症状による生活のしづらさが影響している**場合があります。

①**徘徊**
　一人で歩きまわります。帰り道がわからなくなり、近所でも迷ったりします。

②**意欲低下**
　気分が落ち込んでうつ状態を示す場合もあります。テレビの内容がわからなくなり、テレビに興味がなくなります。身だしなみに気を使わなくなります。何をするのもおっくうになり、一日中家で、ぼーっと過ごすようになります。

③**不安・幻覚**
　不安感が強くなります。外出時に、何度も財布を出し入れしたり、物入れの中を確かめるようになります。また、「そこに誰かがいる」「誰かがねらっている」などと言い出すことがあります。

④**もの盗られ妄想・被害妄想**
　自分でしまい込んだ財布の場所を忘れて、家族に盗まれたと思い込みます。

⑤**性格変化**
　人柄が変わってきます。些細なことで怒りっぽくなったり、頑固になったり、自分の失敗を人のせいにしたりします。他人には対面をよそおい、よそ行きの顔をみせたりしますが、家族や身のまわりの人には攻撃的になったりすることがあります。

⑥不眠・睡眠障害

　昼間は居眠りをしたりして、ぼーっとしていますが、夜になると眠れなくなり落ちつかなくなります。

⑦失禁・不潔行為

　「失敗（失禁）したことをかくしたい」という羞恥心や自尊心のあらわれから、不潔行為を行うことがあります。

⑧夜間せん妄

　夜になると起き出してきて、部屋の中をうろうろと歩いたり、幻覚を本当のことのように思い込んで、おびえたりします。

⑨イライラ、興奮、易怒性

　興奮して精神が錯乱状態になることがあります。「急にそわそわ」したり、「テーブルを何回もコツコツ叩く」などは前兆となっている場合があります。

⑩暴力行為

　まわりの状況を認識する能力も低下してくるので、家族や介護者が世話をしようとすることでも不穏になり、興奮してしまいます。おむつを交換するときや、入浴の介助をするときに暴力的な行為を行うことがあります。

⑪異食行動

　食べ物でないものを口に入れるなどの行動をすることがあります。

⑫取り繕い行動

　上手に嘘をついて取り繕いをします。まともに返事ができないときなどに取り繕い、ごまかします。答えになっていないことを見抜いてください。

⑬その他

　性的行動など、男性の高齢者が女性の介護者などにさわったり、抱きつこうとすることがあります。

　重症度が進むにしたがい、「無関心」が増加してきます。アルツハイマー型認知症になっても、プライドは失っていません。過去と現実を混同し

ています。感情のコントロールができなくなってきます。自分を守る本能は残っています。不利なことはごまかそうとします。

 周辺症状への薬物療法

　アルツハイマー型認知症の薬物療法には認知症治療薬に加えて、周辺症状へは併用薬（表）が処方されます。

表　周辺症状への併用薬処方

周辺症状	併用薬
意欲低下	抗うつ薬
もの盗られ妄想	少量の抗精神病薬
性格変化	少量の抗精神病薬
不眠・睡眠障害	睡眠導入剤
夜間せん妄	少量の抗精神病薬
イライラ、興奮、易怒性	精神安定剤
暴力行為	少量の抗精神病薬

Q12 アルツハイマー型認知症は、どのような経過をたどるのでしょうか？

　アルツハイマー型認知症は、いつの間にか発症し、年単位の時間をかけて徐々に記憶力、理解力、判断力が低下し、日常生活に支障をきたしてきます。

　病気の進行とともに時間や場所、人物などの認識に混乱が加わり、人によっては妄想や徘徊などの周辺症状がみられます。病状は進行していき、3～4年から10数年と経過には個人差があります（図）。

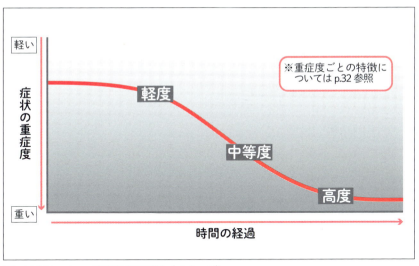

図　アルツハイマー型認知症の経過（イメージ）

アルツハイマー型認知症の臨床診断（ステージ）と臨床的特徴

軽度のアルツハイマー型認知症
- 年月日の感覚があいまいになり不確か（**時間の見当識障害**）。
- 夕食の準備や買い物（必要な材料、支払い）で失敗し出す。

中等度のアルツハイマー型認知症
- 外に出ると迷子になる（**場所の見当識障害**）。
- 買い物を一人でできなくなる。
- 季節に合った服、つり合いのとれた服が選べず、服をそろえることなどにも、介助が必要となる。
- 入浴時に、自分の体をきちんと洗うことができなくなる。
- 安全に自動車での運転ができなくなる。
- 大声をあげるなどの感情障害や多動、睡眠障害により、医師による治療が必要になる。

高度のアルツハイマー型認知症
- 配偶者や子どもの顔もわからなくなる（**人物の見当識障害**）。
- 家の中でもトイレの場所がわからなくなる。
- 寝巻きの上に普段着を重ね着してしまう。
- ボタンをかけられない、ネクタイをきちんと結べない。
- お風呂のお湯の温度や量の調節ができない。
- 体をうまく洗えない。お風呂から出たあと、体をふくことができない。
- 排泄のあと、きちんとふくことを忘れる。また済ませたあと、服を直せない。
- 尿をもらしたり、便を失敗したりする。
- 話し言葉がとぎれがちになり、単語、短い文節に限られてくる。さらに進行すると、理解し得る語彙はただ1つの単語となる。
- ゆっくりした小刻みの歩行となり、階段の上り下りに介助を要する。

Q13 レビー小体型認知症とアルツハイマー型認知症との違いは何ですか？

　レビー小体型認知症は、日本で発見された認知症疾患であり、病理学的には大脳と脳幹の神経細胞の脱落と、レビー小体の多数の出現を特徴とする神経変性疾患*1の一つです。

　原因は、脳の神経細胞の中に**レビー小体**と呼ばれる小さな異常タンパク質のかたまりができることにより、神経細胞が破壊されるからと考えられています。

　神経科学的には、アルツハイマー型認知症と同様に、脳内アセチルコリン作動性神経障害*2を特徴としています。脳内アセチルコリンの減少が認められています。

　症状としては**中心的特徴（必須症状）**である進行性の認知機能障害に加えて、**精神症状・行動障害、運動障害、自律神経障害**などが発現します。

　アルツハイマー型認知症はもの忘れから始まりますが、レビー小体型認知症の始まりの多くは、アルツハイマー型認知症と異なり「もの忘れ」以外の症状から出るといわれています。

　レビー小体型認知症になると実際にはいないモノや、小動物、人物などが見える**幻視**の症状が出たりします。また、眠っている間に大きな声を出したり、奇声をあげたりする（**大きな寝言**）、**レム睡眠行動異常**や**悪夢**などの症状がみられたりします。ほかに、手足がふるえる、小刻みに歩くなど、いわゆる**パーキンソン症状**がみられることもあります。

　経過としては、頭がぼーっとしたり、はっきりしたりと日によって変動するなど調子の良いときと悪いときをくり返しながら進行していくこと（認知機能の変動）も、レビー小体型認知症の特徴です。

　その他、**起立性低血圧・体感調節障害・頻尿・めまい・嚥下困難**などの自律神経障害がみられることも特徴としてあげられます。

なお、高齢になるとアルツハイマー型認知症もあわせて起こりやすくなり、認知機能の低下を伴ってくる場合もあります。
　アルツハイマー型認知症は女性に多い傾向がありますが、レビー小体型認知症は男性に多いといわれています。

＊1　神経変性疾患
　脳出血・脳梗塞などの脳血管性障害の疾患と異なり、脳の変性によっておこる疾患のことを神経変性疾患といいます。
　代表的な神経変性疾患がアルツハイマー型認知症で、レビー小体型認知症、前頭側頭型認知症も神経変性疾患に含まれます。

＊2　脳内アセチルコリン作動性神経障害
　脳内の神経伝達物質の一つであるアセチルコリンの低下が主たる原因で起こると考えられている神経障害のことをいいます。
　アルツハイマー型認知症およびレビー小体型認知症がこのアセチルコリン作動性神経障害に該当すると考えられています。

Q14 レビー小体型認知症には、どのような症状があるのですか？

　2004年の老年精神医学雑誌第15巻第6号に発表されたレビー小体型認知症の臨床症状についての研究では、表のように報告されました。
　認知機能の時間的変動は84％、幻覚・妄想は78％、パーキンソニズムの固縮は72％、寡動は68％、振戦44％と高い頻度でみられました。また、**うつ・神経症、繰り返す転倒**が約半分近くにみられました[1]。

表　レビー小体型認知症にみられた臨床症状

認知機能の時間的変動		84％	構語障害	36％
幻覚・妄想		78％	左右差	24％
パーキンソニズム	固縮	72％	うつ・神経症	54％
	寡動	68％	繰り返す転倒	46％
	振戦	44％	レム睡眠行動異常	24％
垂直性眼球運動障害		36％	失神	20％

（文献1より引用改変）

　幻覚はレビー小体型認知症では、極めて多くみられる症状となります。幻覚には実際にはそこにないものが見える**幻視**や、別のものと見間違う**錯視**、実際にはない音や声が聞こえる**幻聴**などがあります。
　レビー小体型認知症では**人物、小動物、虫などが見える幻視が特に多い**とされています。続いて多いのが、火や水、物体などになります。

〈引用・参考文献〉
1) 長濱康弘ほか. レビー小体型痴呆の臨床症状と認知機能の特徴. 老年精神医学雑誌. 15 (6), 2004, 759-66.

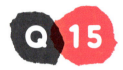 レビー小体型認知症にみられる典型的な症状へは、どのように対応すればよいでしょうか？

転倒への対応

　パーキンソン症状に特有の転倒などの症状が現れることがあります。動きが遅くなり、筋肉や関節がかたくなる、歩行障害、転倒が出やすくなるなどがあります。このような患者さんの場合は、イスから立ち上がるときや座るとき、階段の上り下りに転倒する場合がありますので、やさしくサポートしてあげましょう。

　高齢の認知症の患者さんは骨粗鬆症を合併していることが多く、転倒すると大腿骨頚部、手首、腰の骨折など大怪我を負うことが多く、寝たきりになる可能性が高くなります。

　階段、お風呂、玄関マット、敷居やトイレの段差、家具の凹凸、電気コードなども転倒の原因になりやすいので足がひっかるものは、できるだけ片付け、歩く場所を平らにしてあげましょう。また、階段は手すりをつけ、照明を明るくするとよいでしょう。また、転倒しやすい履物や服装は避け、できるだけ手すりをつけるなど、環境を整えることが望まれます。

認知機能の変動に対する対応

　認知機能が悪くなると、リモコンの操作が必要なテレビや、部屋の電気の点灯・消灯のしかたも難しくなります。また、料理のつくり方もあやしくなってきます。

　こうした**認知機能の変動に対しては折り紙**などがよいとされています。

幻視・見間違い（錯視）・妄想への対応

　幻視などの症状に対しては、まわりがあわてることなく本人を刺激し

ないように、やさしく対応することがよいとされています。「心配しないでいいよ。悪さはしないよ」「大丈夫だよ。すぐいなくなるから」というふうに安心させるような対応がよいとされています。

　妄想が起こったら、やさしく手をにぎってあげたり、軽く体にふれてあげることで心が落ちつく場合があります。

　もし、錯視がひんぱんに出るようであれば、室内の環境、照明器具などを明るいものに変えるようにします。壁紙の模様を無地または、シンプルなものにするなどの工夫が効果的といわれています。

大きな寝言（レム睡眠行動異常）への対応

　睡眠は、その深さや状態から、レム睡眠とノンレム睡眠に区別されています（図）。夢を見るのは多くの場合、レム睡眠の状態です。ノンレム睡眠では、脳が休んでいる状態で、眼球の動きはおだやかです。

　初期症状の兆候として、大きな声で寝言や奇声をあげることがあります。

　寝始めてから１時間半ほどたったころに、最初のレム睡眠行動異常が起こることがあり、ほぼ10分以内におさまることが多いとされています。

　レム睡眠行動異常が起きているときの夢の内容は「人に追いかけられ

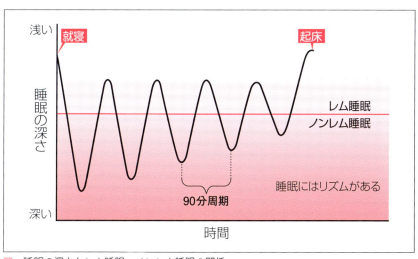

図　睡眠の深さとレム睡眠、ノンレム睡眠の関係

たり、暴力をふるわれたなど」の悪夢を見ている場合がほとんどになります。10分以上たってもおさまらないようであれば、部屋の照明をつけて明るくしたり、目覚ましを鳴らすなど、自然に目を覚ますように働きかけます。ただし、身体をゆすって急に起こしたりしないようにします。強い刺激は、混乱、興奮をまねく場合があります。

ふらつき、めまい（自律神経症状）への対応

　自律神経＊には交感神経と副交感神経があります。この神経のバランスがくずれると、起立性低血圧（立ちくらみ、ふらつき）や頭痛、めまい、失神、便秘、下痢、異常な発汗・寝汗、頻尿、手足の冷えなどの自律神経症状が現れやすくなります。

　急に起きたり、立ち上がったりするのはよくありません。寝るときは少し頭を高くして、起きるときはゆっくり体を起こすようにします。また、普段から水分をこまめにとり、適度な休養と十分な睡眠、バランスのよい食事をとるように努めましょう。

抑うつ症状への対応

　認知症の患者さんには、本人の言うことをできるだけ尊重・受容しつつ、常に安心感をもって暮らしてもらうことが大事になります。
「がんばれ、もっとやる気を出せ」などと励ますことや、強制することは逆効果とされています。また、計算問題や記憶を問うドリルのような質問をわざと行うことも、患者さんにとって、よい対応とはいえません。

　孤独や不安な状態にならないよう、環境を改善するようにしましょう。

誤嚥性肺炎への対応

　誤嚥とは、唾液や食物、胃液などが飲み込むときに気管に入ってしまうことをいいます。その食物や唾液に含まれた細菌が気管から肺に入り込み、咳反射などで、これを排除できないときに誤嚥性肺炎が発生します。

　これを防ぐには口腔の清潔を保つことが第一で、1回の食事量を少な

くして、数回に分けて誤嚥を避ける方法や、覚醒状態・認知機能のよいときを見計らって食事をする方法が安全とされています。

＊自律神経の働き

　自律神経とは、人間が生きていくために、本人の意思とは関係なく無意識のうちに心身の機能を調節してくれる神経のことです。交感神経と副交感神経があります。

　交感神経が働いているときは副交感神経は休んでおり、副交感神経が働くときは交感神経は休むというように、健康であればバランスよく交互に働きます。

　こうすることで、私たちの体は維持されているのですが、自律神経失調症になるとこの交感神経と副交感神経のバランスが崩れてきます。不眠症になったり、汗が多く出たり、たちくらみや体温調整がうまくいかず火照りや冷えを感じたりすることなどの症状がみられるようになります。

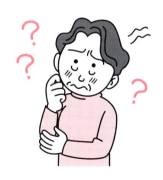

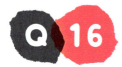

脳血管性認知症とは、どのような病気ですか？

　脳血管性認知症は3大認知症の一つですが、神経変性疾患の認知症（アルツハイマー型認知症、レビー小体型認知症など）とは区別されます。

　脳梗塞や脳出血などにより、脳の細胞の機能が失われることで、記憶障害や認知障害などを起こす病気です。脳のどの場所で起こるか、あるいは、その障害の程度によって一人ひとり症状や経過が異なります。

　脳血管性認知症の原因としては、脳梗塞の多発によるものが大部分（70〜80％）を占めます。脳血管障害により脳の血流量や代謝量が減少し、そのダメージの程度や範囲は認知症の程度と関係します。

　アルツハイマー型認知症は女性に多いですが、脳血管性認知症は男性に多く、片麻痺、嚥下障害、言語障害などの身体症状が多くみられ、脳梗塞の再発をくり返しながら段階的に進みます。

　なお、現時点では脳血管性認知症の中核症状の治療に対しては、**正式に効能・効果を取得した認知症治療薬はありません**。しかし、脳卒中治療ガイドライン2015ではドネペジル塩酸塩、ガランタミン臭化水素酸塩、メマンチン塩酸塩がグレードA（強く勧められる）、リバスチグミンがグレードC1（考慮してもよいが、科学的根拠は十分ではない）となっています[1]。

〈引用・参考文献〉
1) 日本脳卒中学会脳卒中ガイドライン委員会編．脳卒中治療ガイドライン2015．協和企画，2015，265-7．

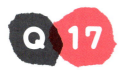

Q17 前頭側頭型認知症(ピック病)とは、どのような病気ですか？

　脳の前方にある前頭葉と、側面の側頭葉（図）を中心に萎縮が起こるために発症する認知症が、前頭側頭型認知症です。

　発症メカニズムや詳細な原因については、よくわかっていませんが、アルツハイマー型認知症、レビー小体型認知症と同じ神経変性疾患の認知症に分類され、性格変化、社会的脱抑制行動、常同行動などが特徴です。

　他の認知症に比べ、発症するケースは非常に少ないですが、症状から統合失調症やうつ病などの病気と診断されてしまうこともあります。

　身だしなみに無関心になったり、些細なことでケンカをしたり、本能のままに行動したりと反社会的行動を起こしたりすることが多くなります（社会的脱抑制行動）。

　毎日同じ行動を固定されたようにくり返し（常同行動）、注意すると不機嫌になったり怒ったりすることがあります。

　医師による診察の場で、じっと座っていることができず、診察室から早々に出て行こうとする**立ち去り行為**などが報告されています。

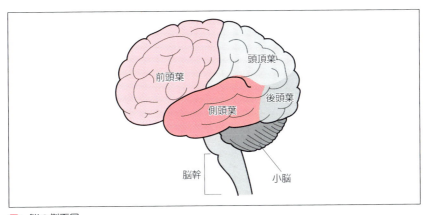

図　脳の側面図

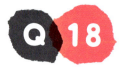 軽度認知障害（MCI）も認知症なのですか？

軽度認知障害とは

　軽度認知障害はmild cognitive impairment（MCI）と呼ばれており、認知症の予備軍のことです。現在、軽度認知障害は日本全国で、およそ400〜500万人、65歳以上の8人に1人が軽度認知障害といわれています。

　加齢とともに**アミロイドβタンパク（Aβタンパク）、タウタンパク**の順番で脳の中にこれらがたまっていきますが、認知機能が障害され始めた時期からアルツハイマー型認知症発症までの期間を軽度認知障害と呼びます。

　ただし、軽度認知障害の人は必ずしもアルツハイマー型認知症になるわけではなく、そのままの状態を維持する人や、健康な状態に回復する人もいます。そのため、認知症になる前に軽度認知障害の段階で早めにキャッチし、認知症に発展しないように努めることが大事になってきます。

軽度認知障害とアルツハイマー型認知症

　軽度認知障害と診断された人の1割程度が1年以内に、最終的には約半数がアルツハイマー型認知症へと進行するといわれています。現時点では認知症でも正常でもなく、近い将来アルツハイマー型認知症へと進行する可能性の高い疾患であることを理解しておきましょう。したがって軽度認知障害は、早期のアルツハイマー型認知症を意味するという考え方もあるようです。

　なお、アルツハイマー型認知症の記憶障害については、本人による訴えよりも、むしろ家族やまわりの人の評価が当てになることが多いよう

です。たとえば家族に無理に受診させられた人は、かたくなにもの忘れを否定し、さかんに取り繕います。これは認知症の疑いがある行為です。逆に本人がもの忘れを自覚して受診した場合は、単なる老化によるもの忘れの場合が多く、加齢による記憶力の低下はみられますが、認知症であることは少ないようです。

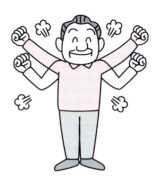

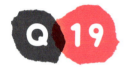

自宅でできる簡単な認知症の診断方法はありますか？

　自宅で比較的簡単に認知症の予知診断ができるものとしては、**改訂長谷川式簡易知能評価スケール（HDS-R）**（p.45）や**１分間簡易スクリーニングテスト**があります。ただし、確定診断には医師の診断が必要ですので、HDS-Rで認知症が疑われる場合は、必ず医師、できれば認知症の専門医を訪問するようにしましょう。

　HDS-Rとは現在、最も医療機関で使用されている、質問形式によってアルツハイマー認知症を見つける検査法の一つです。とても簡単で有名な方法です。

　9項目の設問で構成されたもので、30点満点中20点以下だと"認知症の疑い"となります。

 浦上式「１分間でできる認知症のチェックシート」

　鳥取大学保健学科の浦上克哉教授が、「改訂 長谷川式簡易知能評価スケール（HDS-R）」などより、特に重要な部分を抽出して考案した認知症のスクリーニングテストに**認知症簡易スクリーニングシート（浦上式）**というものがあります。

改訂長谷川式簡易知能評価スケール（HDS-R）

1	お歳はいくつですか？（2年までの誤差は正解）		0	1
2	今日は何年の何月何日ですか？何曜日ですか？ （年月日、曜日が正解でそれぞれ1点ずつ）	年： 月： 日： 曜日：	0 0 0 0	1 1 1 1
3	私たちがいまいるところはどこですか？ （自発的にでれば2点、5秒おいて家ですか？ 病院ですか？ 施設ですか？ のなかから正しい選択をすれば1点）	0	1	2
4	これから言う3つの言葉を言ってみてください。あとでまた聞きますのでよく覚えておいてください。 （以下の系列のいずれか1つで、採用した系列に○印をつけておく） 1：a-桜 b-猫 c-電車、2：a-梅 b-犬 c-自動車		0 0 0	1 1 1
5	100から7を順番に引いてください。（100－7は？、それからまた7を引くと？ と質問する。最初の答えが不正解の場合、打ち切る）	93： 86：	0 0	1 1
6	私がこれから言う数字を逆から言ってください。（a：6-8-2、b：3-5-2-9を逆に言ってもらう、3桁逆唱に失敗したら、打ち切る）	a： b：	0 0	1 1
7	先ほど覚えてもらった言葉をもう一度言ってみてください。 （自発的に回答があれば各2点、もし回答がない場合以下のヒントを与え正解であれば1点）a：植物 b：動物 c：乗り物	a: b: c:	1 1 1	2 2 2
8	これから5つの品物を見せます。それを隠しますのでなにがあったか言ってください。 （時計、鍵、タバコ、ペン、硬貨など必ず相互に無関係なもの）	0 3	1 4	2 5
9	知っている野菜の名前をできるだけ多く言ってください。（答えた野菜の名前を右欄に記入する。途中で詰まり、約10秒間待っても答えない場合にはそこで打ち切る） 0～5＝0点、6＝1点、7＝2点、8＝3点、9＝4点、10＝5点	0 3	1 4	2 5
	合計得点			

【判定方法】 HDS-Rの満点は30点。カットオフポイント 20/21（20点以下を認知症の疑い、21点以上を非認知症としている）。

（文献1より改変して転載）

〈引用・参考文献〉
1）加藤伸司ほか．改定長谷川式簡易知能評価スケール（HDS-R）の作成．老年精神医学雑誌．2(11), 1991, 1342.

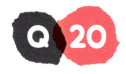
どのようにアルツハイマー型認知症かどうかを調べるのですか？

　まず、医師による問診で、認知症かどうかを診察・診断してもらいます。並行して脳の状態をみる画像診断（CT、MRIなど）で脳の神経細胞が萎縮してないか調べます。

CT、MRIによる画像診断

　CTやMRI等を使用して、脳全体の萎縮度合い、およびアルツハイマー型認知症で特徴的に萎縮がみられる内側の側頭部、特に海馬傍回（嗅内野）付近の萎縮の程度を調べます。

　アルツハイマー型認知症の場合、海馬傍回付近の萎縮の程度と問診の結果が相関し、重症な人ほど萎縮が進んでいます。軽度の萎縮であればアルツハイマー型認知症の症状を示さない人もいます。すなわち、アルツハイマー型認知症の患者さんは脳の萎縮が必ずみられますが、逆に、脳の萎縮があるからといって、必ずしもアルツハイマー型認知症であるわけではないのです。

PET（ポジトロン断層撮影）、SPECT、脳脊髄マーカー

　最近ではCTやMRI以外にアミロイドPET、脳脊髄マーカーなどの検査を使って**老人斑**や**神経原線維変化**の確認や**神経細胞の脱落**を検査している施設もあります。アルツハイマー型認知症のSPECTを使った脳血流の検査では、脳全体の血流低下があり、なかでも側頭・頭頂部の低下が顕著です。また、生体脳でのタウタンパクの蓄積を画像化できる**PET用薬剤**（PBB3など）が開発され、アルツハイマー型認知症患者さんの脳内のタウタンパクの蓄積度合いを明瞭に画像化できるようになり、重症度と神経細胞死の程度が画像で反映されるようになってきました。

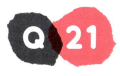

Q21 認知症の診断時に注意すべき「うつ病」と「妄想」の鑑別は？

　高齢者にみられる「うつ病」と「妄想」は認知症と臨床像がとても似ていて間違えることがあります。

うつ病と認知症の鑑別について

　うつ病の症状のポイントは、次の3つです。
- **気分・感情の障害**がある（悲哀感など）
- **意欲の障害**がある（何もしたくなくなるなど）
- **思考の障害**がある（思考がスローダウンする。たとえば、質問しても忘れてしまったのかなと思うころにポロっと答えるなど）

　このうち、**意欲の障害**と**思考の障害**は認知症でもみられることがあるため、**鑑別のポイントは、気分・感情の障害があるか否か**になります。

妄想と認知症の鑑別について

　また、**妄想**はうつ病や認知症でみられますが、うつ病では、
- **心気妄想**（自分は治らない病気にかかったと確信するなど）
- **罪業妄想**（つぐなうことのできない罪を犯してしまったと思い込むなど）
- **貧困妄想**（治療費が払えませんから、薬を出さないでほしいと言うなど）

といった自責的な妄想がみられます。
　一方、アルツハイマー型認知症では、**もの盗られ妄想**、**被害妄想**といった他罰的なものが典型的です。

2章 認知症と薬の Q&A

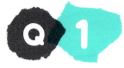

アルツハイマー型認知症の薬による治療法は、どのように行われるのですか？

　アルツハイマー型認知症のもの忘れ、判断力の低下などの必ずみられる症状（**中核症状**）に対して、進行を遅らせる薬として、アセチルコリンエステラーゼ阻害薬＊がまず処方されます。ドネペジル塩酸塩（アリセプト®）、ガランタミン臭化水素酸塩（レミニール®）、リバスチグミン（イクセロン®、リバスタッチ®）などがあります。

　抑うつ、妄想、幻覚、不穏、不眠などの症状や環境、人間関係などが関係して起こる**周辺症状**に対しては、アセチルコリンエステラーゼ阻害薬に加えて、周辺症状に対処する薬による併用療法が行われます。たとえば、不眠症が続く患者さんには、ドネペジル塩酸塩に加えて睡眠薬が追加されたり、不安や抑うつが強いときには、抗不安薬や抗うつ薬が併用されます。周辺症状によって併用薬を使い分けます（p.30参照）。

　アセチルコリンエステラーゼ阻害薬は、脳内での神経の伝わりをよくすることで、もの忘れや判断力の低下などの改善が期待されます。

　また、長期的に認知症の進行を遅らせるので、日常生活を維持し、身のまわりのことができなくなることを遅らせることが期待できます。

＊　**アセチルコリンエステラーゼ阻害薬**
　神経伝達物質であるアセチルコリンを分解する酵素（アセチルコリンエステラーゼ）の働きを阻害することにより、脳内のアセチルコリンの濃度を高めることで、アルツハイマー型認知症における症状の進行を遅らせることを期待する薬です。
　アルツハイマー型認知症では、いろいろな神経伝達物質の減少がみられますが、記憶の働きに関わる神経伝達物質アセチルコリンの減少が特に関連深いことが明らかにされています。

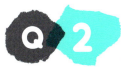

Q2 承認を受けている認知症治療薬には、どのようなものがありますか？効能・効果に違いはありますか？

　アルツハイマー型認知症の薬としては、数年前までは株式会社エーザイが開発したドネペジル塩酸塩（アリセプト®）という薬しか世界では使われておりませんでした。しかし、今ではドネペジル塩酸塩と同じ作用機序（中枢神経系でのアセチルコリンエステラーゼの阻害）をもつ薬としてドネペジル塩酸塩を含めて3成分が国内でも承認され、販売されています。ドネペジル塩酸塩、ガランタミン臭化水素酸塩（レミニール®）、リバスチグミン（イクセロン®、リバスタッチ®）です（次ページ表）。ドネペジル塩酸塩はジェネリック商品も販売されています。

　そのほかに作用機序が異なるものとして、メマンチン塩酸塩（メマリー®）があります（p.57参照）。

　アルツハイマー型認知症には**軽度、中等度、高度**という3段階の症状があります（p.32参照）。現在承認されている認知症治療薬の中で、ドネペジル塩酸塩のみが**軽度、中等度、高度**の3段階すべてにおいて、アルツハイマー型認知症の治療薬として認められています。ガランタミン臭化水素酸塩とリバスチグミンは**軽度、中等度**のみで効果が認められており、高度のアルツハイマー型認知症に対しては効果がないとされています。

　一方、メマンチン塩酸塩は中等度、高度のアルツハイマー型認知症には効果があるのですが、**軽度**のアルツハイマー型認知症に効果が認められておらず、使用することができません。アルツハイマー型認知症の治療薬は、効果の違いにより使用に当たっては注意が必要です。

　また、2015年にはレビー小体型認知症に対して、アリセプト®のみが承認されました。アリセプト®のジェネリック医薬品やガランタミン臭化水素酸塩、リバスチグミン、メマンチン塩酸塩にはレビー小体型認知

症の効果は認められていません。

なお、脳血管性認知症に対しては、いずれの認知症治療薬も適応はありません。

表　承認を受けている認知症治療薬の効能・効果の違い

商品名	成分名	神経変性疾患				血管疾患
		アルツハイマー型認知症			レビー小体型認知症	脳血管性認知症
		軽度	中等度	高度		
アリセプト®	ドネペジル塩酸塩 (アセチルコリンエステラーゼ阻害薬)	○	○	○	○	×
ドネペジル塩酸塩 (ジェネリック)	ドネペジル塩酸塩 (アセチルコリンエステラーゼ阻害薬)	○	○	○	×	×
レミニール®	ガランタミン臭化水素酸塩 (アセチルコリンエステラーゼ阻害薬)	○	○	×	×	×
イクセロン®パッチ	リバスチグミン (アセチルコリンエステラーゼ阻害薬)	○	○	×	×	×
リバスタッチ®パッチ	リバスチグミン (アセチルコリンエステラーゼ阻害薬)	○	○	×	×	×
メマリー®	メマンチン塩酸塩 (NMDA受容体アンタゴニスト)	×	○	○	×	×

(2015年3月までの各添付文書を参考に作成)

認知症治療薬によって、アルツハイマー型認知症は治りますか？

　ドネペジル塩酸塩（アリセプト®）やメマンチン塩酸塩（メマリー®）など現在発売されている認知症治療薬は、アルツハイマー型認知症の原因となる病態そのものを改善する根本治療薬ではありません。脳神経細胞の脱落など病態の変化とともに認知症状が悪化することを抑制する効果が認められている薬です。

　現在では、アルツハイマー型認知症そのものの病因としては、いくつかの遺伝要因、環境要因等が考えられており、根本治療に向けた薬の開発がすすめられています。

　ドネペジル塩酸塩などのアセチルコリンエステラーゼ阻害薬は、脳内のアセチルコリンエステラーゼ濃度を上げる対症療法剤といえます（p.54参照）。

　アセチルコリンエステラーゼ阻害薬は、脳において機能が低下しているアセチルコリン作動性神経のシナプス伝達を促進する（興奮させる）ことにより、神経伝達を活性化してアルツハイマー型認知症における認知機能障害、すなわち**中核症状の進行を抑制する薬**になります。

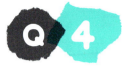

アセチルコリンエステラーゼ阻害薬の作用機序とは、どのようなものですか?

　通常、アセチルコリン作動性神経系のシナプス部位においては、過剰なアセチルコリンによる異常伝達を抑えるために、生体防御機構としてアセチルコリンを加水分解して無効化する酵素が常に存在しています。この酵素のことをアセチルコリンエステラーゼと呼んでいます。

　アルツハイマー型認知症では、脳内のアセチルコリン作動性神経系(副交感神経)の顕著な障害により、アセチルコリンの量の減少が認められています。すなわち、脳の副交感神経の伝達がスムーズに行われなくなってきています。

　ドネペジル塩酸塩(アリセプト®)などは、脳内のアセチルコリン作動性神経系のシナプス部位において、このアセチルコリンの加水分解酵素であるアセチルコリンエステラーゼの働きを阻害することにより、アセチルコリンの分解を抑制します。

　アセチルコリンの分解が抑制されると、作用部位(脳内)でのアセチルコリンの濃度が高くなりアセチルコリン作動性神経の神経伝達が促進されます(図)。つまり、脳内のアセチルコリンの分解が抑えられるので、副交感神経の伝達は増強されるわけです。

　ドネペジル塩酸塩などは、アセチルコリン作動性神経の中でも末梢神経系[*1]よりも中枢神経系[*1]への選択性[*2]が高く、脳への移行性[*2]が優れる化学構造式のため、アセチルコリンによる末梢性の副作用が少ないことが確認されています。

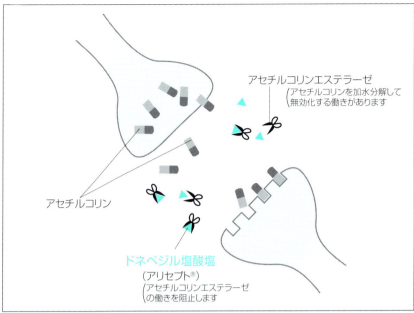

図　アセチルコリンエステラーゼ阻害薬の作用イメージ

＊1　末梢神経系と中枢神経系
　自律神経の交感神経および副交感神経には、それぞれ末梢神経系および中枢神経系が存在しています。脳・脊髄を中枢神経系、その他の四肢・体幹部を末梢神経系と呼んでいます。

＊2　選択性と移行性
　たとえば、体の手足や躯幹部などの末梢神経に比べ脳などの中枢神経によく移行して強く作用する薬を脳への移行性が優れ、中枢への選択性が高い薬といいます。

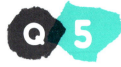 若年性アルツハイマー型認知症に対する治療薬の効果について教えてください。

　若年性アルツハイマー型認知症＊に対する認知症の治療薬の有用性を示す報告は少なく、その貴重な報告を紹介します。

　英国において、軽度・中等度のアルツハイマー型認知症にドネペジル塩酸塩（アリセプト®）1日5mgを投与し、認知機能の改善を見たデータの中で、65歳未満の若年患者群においては患者群全体よりも改善率が有意に高かったことが示されました。このことより、ドネペジル塩酸塩は若年性アルツハイマー型認知症にも使用されています。なお、この調査ではドネペジル塩酸塩1日5mgを服用している軽度・中等度のアルツハイマー型認知症282例（44～91歳）が対象患者になっています[1]。

> ＊　若年性アルツハイマー型認知症
> 　若年性アルツハイマー型認知症の疫学アルツハイマー型認知症は、65歳以上で発症する「晩発性」と65歳未満で発症する「若年性」に区別されています。若年性アルツハイマー型認知症は、全アルツハイマー型認知症の1～2割を占めるといわれています。

〈引用・参考文献〉
1) Evans, M et al. Sustained cognitive improvement following treatment of Alzheimer's disease with donepezil.Int J Geriatr Psychiatry. 15(1), 2000, 50-3.

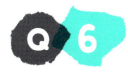

メマンチン塩酸塩の作用機序は？　どのようなときに服用しますか？

　アルツハイマー型認知症の病因には、アセチルコリン作動性神経系の障害とは別に、グルタミン酸神経系の機能異常があげられます。

　認知症の進行に伴って、興奮性の神経伝達物質であるグルタミン酸濃度が異常に上昇すると、グルタミン酸受容体のサブタイプであるNMDA（N-メチル-D-アスパラギン酸）受容体が過剰に活性化され、脳の神経細胞に障害をもたらします。

　メマンチン塩酸塩（メマリー®）は、そのNMDA受容体を選択的に拮抗＊し、過剰なグルタミン酸による神経障害（神経細胞の破壊）を防ぎます（次ページ図）。このような作用メカニズムから、NMDA受容体アンタゴニストと呼ばれています。そのため、認知症患者さんにしばしばみられる症状の中で怒りっぽい、興奮、攻撃的、徘徊といった、アルツハイマー型認知症の周辺症状の軽減に効果があるとされています。

　ただし、ドネペジル塩酸塩などのアセチルコリンエステラーゼ阻害薬と同様に、アルツハイマー型認知症そのものの根本治療薬ではなく、進行を遅らせる薬の一つになります。病気が進んだ、中等度や高度のアルツハイマー型認知症で特に役立ちますが、軽度では有用性が低いことが、いくつかの臨床試験で示されています。そのようなことから、中等度、高度のアルツハイマー型認知症に対して、ドネペジル塩酸塩などに追加・併用することで、プラス効果を期待して使われています。

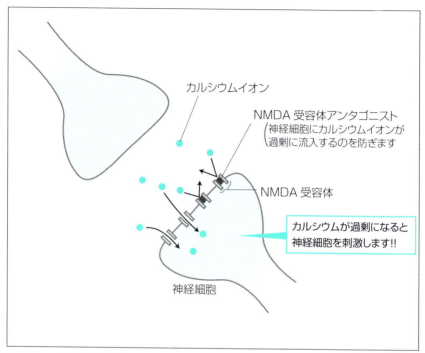

図　メマンチン塩酸塩の作用イメージ

*　選択的に拮抗

　メマンチン塩酸塩はグルタミン酸受容体のサブタイプの一つだけに作用（選択的に作用）しその神経活動を拮抗させる（抑える）作用があります。そのため、生理的なグルタミン酸神経活動には影響せず、過剰なグルタミン酸による神経細胞毒性に対しこれを抑制するように働きます。

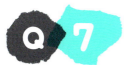ガランタミン臭化水素酸塩やリバスチグミンからドネペジル塩酸塩には、どのように切り替えればよいですか？

3剤の併用はすすめられない

　ドネペジル塩酸塩（アリセプト®）、ガランタミン臭化水素酸塩（レミニール®）、リバスチグミン（イクセロン®、リバスタッチ®）などのアセチルコリンエステラーゼ阻害薬は、安全性の観点から類似薬の併用はすすめられません。3剤のうち、いずれかを選択します。

　薬の切り替えは、体内から薬物が消失してから行います。一般的に、体内から薬物が消失するには、半減期*1の約5倍の時間がかかると言われています。

ガランタミン臭化水素酸塩からドネペジル塩酸塩への切り替え

　ガランタミン臭化水素酸塩の半減期は8〜9.4時間[1]です。したがって、半減期の約5倍（8〜9.4時間×5＝40〜47時間）、すなわち2日程度で薬剤は体内から消失すると考えられます。切り替えの場合は、通常ドネペジル塩酸塩は3mgから投与を開始します。

リバスチグミンからドネペジル塩酸塩への切り替え

　リバスチグミン経皮吸収型製剤（パッチ）*2から、ドネペジル塩酸塩への切り替え方法を検討したデータはありません。リバスチグミン18mgパッチ除去後の半減期（3.3時間）から体内から薬剤がすべて体外に排泄される消失時間を推測すると、すべての薬が体内から消失するには16.5時間（半減期3.3時間×約5倍）はかかると考えられます。そのため、パッチをはがした翌日より、ドネペジル塩酸塩初期用量*3の3mgから開始し、副作用発現などに注意しながら使用します。

　なお、リバスチグミンは2011年4月に「軽度及び中等度のアルツハ

イマー型認知症における認知症症状の進行抑制」の効能・効果で製造販売承認を取得しました。貼った部位に発赤やかゆみなどの皮膚症状が現れやすく、また治療開始から有効維持用量に到達するまで、1〜3カ月を要するなどの問題点もありますが、剤形をパッチとすることで、介護者が薬剤の使用状況を容易に確認できるなど利便性が向上し、服薬コンプライアンス＊4の改善や介護者の負担軽減にもつながる可能性があります。

＊1　半減期

　薬の半減期とは「服用した薬物の全体量が、体の中で半分になるまでの時間」のことです。たとえば、半減期が2時間の薬を服用したとします。この薬は服用してから2時間たつと、体の中の薬物が半分になります（図）。また、体内から薬物が消失するには半減期の約5倍の時間がかかるといわれています。

　ガランタミン臭化水素酸塩の半減期は8〜9.4時間ですので、8〜9.4時間で体の中のガランタミン臭化水素酸塩の量が半分に減ります。ちなみにドネペジル塩酸塩の半減期は76〜89時間です。

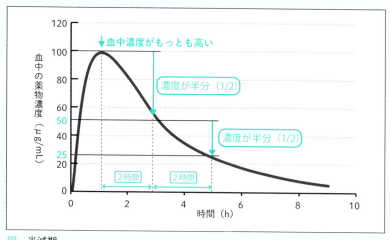

図　半減期

＊2　経皮吸収型製剤（パッチ）
　経皮吸収型製剤（パッチ）は、1日1回貼付することで効果を示す治療剤のことです。

＊3　ドネペジル塩酸塩の初期用量
　アルツハイマー型認知症における認知症症状の進行抑制には通常、成人には1日1回主成分として3 mgを服用させることから開始し、1〜2週間後から1日1回5 mgに増量します。
　ドネペジル塩酸塩は1日5 mg以上が有効用量ですが、いきなり5 mg投与すると、食欲不振、吐き気・嘔吐、下痢、便秘などの消化器症状（消化器の副作用）が出やすいこともあり、まず3 mgから開始されます。

＊4　服薬コンプライアンス
　服薬コンプライアンスとは処方された薬を正しく用法・用量に従って服用しているかどうかを表す言葉のことです。正しく飲まれている場合は「服薬コンプライアンスはよい」とされます。飲んだり飲まなかったり、まとめて飲んだりすると適切な効能効果が出ず、逆に副作用の発生原因にもなります。

〈引用・参考文献〉
1）武田薬品工業株式会社．レミニール®添付文書．2015年10月改訂．

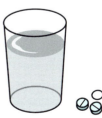

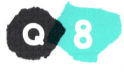

Q8 レビー小体型認知症に効能・効果が認められている薬はありますか？

　神経変性疾患の認知症にはアルツハイマー型認知症だけでなく、最近、医療診断レベルの向上に伴い、レビー小体型認知症が認知症の20％を占めることがわかってきました。

　この**レビー小体型認知症**に対しては、世界で一つだけアリセプト®のみ効能・効果が認められています。

　このレビー小体型認知症に対して、アリセプト®のジェネリックは、2014年の秋から4年間が経過するまでは特許の関係で効能・効果が認められておらず、使用することができません。この点、レビー小体型認知症のジェネリック使用に関しては注意が必要です。

　アリセプト®はレビー小体型認知症に特徴的な認知機能障害（注意障害や集中力低下）を改善します。さらに認知機能の変動も抑制するので、アリセプト®の投与により「ぼーっとしている時間」が減少し、「意識が清明な時間」が増加することなどがわかっています。

> **column　脳血管性認知症に効果のある薬は？**
>
> 　血管性の認知症に対しては、アリセプト®をはじめ、ガランタミン臭化水素酸塩（レミニール®）、リバスチグミン（イクセロン®、リバスタッチ®）、メマンチン塩酸塩（メマリー®）のいずれの薬も効能・効果は認められておりません。

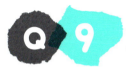

レビー小体型認知症もアセチルコリン合成酵素の活性は低下しているのですか？

　レビー小体型認知症では、脳において情報を伝えているアセチルコリンという物質がアルツハイマー型認知症以上に低下していることが知られています。

　そのため、選択的に脳のアセチルコリン作動性神経を賦活化させる薬は（p.54参照）、レビー小体型認知症に対してより効果的と考えられており、アリセプト®がいち早く二重盲検試験＊で効果が確認されました。

＊　二重盲検試験

　薬の効果を確認する二重盲検試験では、新薬などが投与される本薬群と、既存薬あるいは効果のないプラセボ（偽薬）を投与される対照群とに分けて行われます。

　両群は無作為に選択され、医師および患者さんはどちらが投与されているかを知り得ない状況をつくることが望ましく、このような試験を二重盲検試験といいます。二重盲検試験を実施するためには、本薬群と対照群を区別できないことが前提になります。

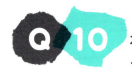 レビー小体型認知症で使用される抗精神病薬の副作用はなんですか？ 気をつけることは？

　レビー小体型認知症の薬物治療では、注意障害・視覚認知障害などの認知機能障害に対する薬（認知症治療薬）、幻覚や妄想などの神経症状に対する薬（抗精神病薬）、パーキンソン症状（抗パーキンソン病薬）に対する薬が必要に応じて使用されます。

抗精神病薬の副作用

　ハロペリドール、リスペリドンは焦燥、興奮、攻撃性または精神病症状があるときに処方される代表的な抗精神病薬*1です。高血糖あるいは糖尿病を合併している場合は第1選択となりますが、アルツハイマー型認知症とは異なり、レビー小体型認知症では**パーキンソン症状の悪化をまねきやすいため注意が必要**です。

　オランザピンは焦燥、興奮、攻撃性または精神病症状があるときに使用されますが、**高血糖あるいは糖尿病を合併している場合は使用できません**（禁忌）。

　クエチアピンは幻覚や妄想などの神経症状によく使用される抗精神病薬です。**パーキンソン症状があるレビー小体型認知症*2**ではハロペリドール、リスペリドン、オランザピンは避けてクエチアピンが第1選択として使用されます。ただし、高血糖あるいは糖尿病を合併している場合は使用できません（禁忌）。

抗精神病薬服用の注意点

　一般に、レビー小体型認知症の患者さんは薬に敏感に反応することが知られています。そのため、さまざまな副作用が現れたり、通常の服用量でも薬が効きすぎたりすることがあります。気になる症状が出るよう

であれば、主治医と相談して量を少なめに調整することも必要になってきます。

　特にレビー小体型認知症では、併用薬で症状が悪くなることがあります。抗うつ薬、抗精神病薬、抗パーキンソン病薬などの服用に関しては患者さんの反応に気をつけるなどが必要です。

＊1　抗精神病薬
　抗精神病薬とは幻覚、妄想、興奮状態などに対処する治療薬のことです。おもに統合失調症や躁状態の治療に承認されている精神科の薬です。メジャートランキライザー（Major tranquilizers）とも呼ばれることもあります。その作用機序・効能により、従来型の定型抗精神病薬と新規の非定型抗精神病薬に分類されます。

＊2　パーキンソン症状があるレビー小体型認知症の薬の処方は？
　レビー小体型認知症では典型的な定型抗精神病薬（ハロペリドールなど）や強いD_2レセプターアゴニストに関与する非定型抗精神病薬（オランザピン：ジプレキサ®、リスペリドン：リスパダール®）はパーキンソン症状を悪化させる可能性があるため、比較的悪化させる可能性がうすいクエチアピンが第1選択薬として優先されて使用されます。

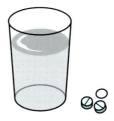

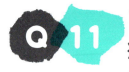

Q11 アルツハイマー型認知症治療薬のおもな副作用(安全性情報)は？

アセチルコリンエステラーゼ阻害薬の副作用

　アセチルコリンエステラーゼ阻害薬（p.54参照）の場合は、中枢の副交感神経への作用が中心となりますが、末梢の副交感神経[*1]への影響も少なからず認められており、**消化器症状（消化器の副作用）として軽い吐き気、食欲不振、軟便などが出る**ことがあります。そのため、最初の1～2週間は少量から開始されます。ドネペジル塩酸塩（アリセプト®）の場合は1日3mgから開始します。少量で開始する漸増法[*2]をとることで、副作用を約1/4程度に抑えられることがわかっています。

　また、これらの副作用に関しては、服用しているうちにおさまってくるといわれており、一般的な整腸剤、下痢止め、制吐剤（吐き気止め）の一時的な投与で対処可能となっています。

　また、薬の投与により、ときに活発になりすぎること（**易興奮性**など）が知られています。特にアルツハイマー型認知症の症状が進行し、薬を増量（たとえば症状が中等度から高度に進行し、ドネペジル塩酸塩を1日5mgから10mgに増量）したときなどにみられることがあります。

　そのほかの副作用としては、不眠、攻撃性、振戦、不随運動、歩行異常などの症状を示すことがありますが、**症状によって減量、休薬、併用薬等で対処**します。なお、薬を飲み始めても**症状の進行抑制効果**は目にみえにくいことがあるため、服薬を止めてしまうケースがあります。しかし、服薬を止めるとアルツハイマー型認知症の症状がみるみるうちに悪化することがあります。そのようなときには、できるだけ早いうちに服薬を再開することを検討します。

　休薬期間と治療効果への影響については、Q15（p.72）、休薬後の再開についてはQ16（p.73）を参照してください。

メマンチン塩酸塩の副作用

　メマンチン塩酸塩（メマリー®）の副作用で多く見られるのはめまいです。とくに飲み始めに多くみられます。転倒につながるおそれがありますから、服用中は患者さんのサポートを心がけましょう。そのほか、人によっては頭痛や眠気をもよおしたり、便秘や食欲不振を生じることが知られています。

　重篤な副作用は少ないですが、まれな副作用として、**けいれん**が報告されています。てんかんなど、けいれん性の病気のある患者さんは、服用はできるだけ控えた方がよいと思われます。

＊1　末梢の副交感神経
　交感神経と副交感神経は、それぞれ反対の働きをしますが中でも食事中の胃酸の分泌亢進などは末梢の副交感神経が働いています。

＊2　漸増法
　漸増法とは、少量の用量から始めて、徐々に投与量を増やしていく方法です。
　ドネペジル塩酸塩の場合、最初は1日3mgから開始し1〜2週間経過して、ようすをみたあと、1日量を5mgに上げていく方法がとられます。

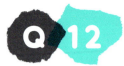

Q12 認知症治療薬を飲むと興奮することがありますか？

　認知症治療薬の投与開始初期に、**不眠、易怒性、多弁、興奮**などの精神症状が現れることがあります。しかし、アルツハイマー型認知症の周辺症状として、薬の投与とは関係なく発生することも多くあります。

　メマンチン塩酸塩では明確ではありませんが、アセチルコリンエステラーゼ阻害薬は、脳内の副交感神経の神経細胞間（シナプス）の伝達部位で、アセチルコリン濃度が上昇する（神経刺激が過度に伝達される）ことにより、興奮症状が発現すると考えられます。しかし、このような症状の多くは一時的なものです。治療や介護の継続が困難な場合には、一時的に薬の減量や休薬を考えます。興奮などの精神症状が消失するのを待ってから投与を再開すると、症状が現れなくなる場合もあります。

　一方で、一時的な休薬や中止によって、認知機能が急激に進む（悪化する）などのデメリットにつながる心配もありますので、専門医との相談が必要です。休薬についてはQ15（p.72）参照してください。

> ### column　認知症治療薬の休薬・中止について
>
> 　一見すると認知症治療薬を服薬しているにもかかわらず、症状が少しも改善していないような状況がみられることがあります。このようなとき医師の許可なく服薬を中止することは患者さんの予後の急変につながる場合がありますので、注意が必要です。たとえ症状が変わらなくても、実際には薬により症状の進行（悪化）を遅らせていることも多いのです。服薬の継続や否かについては専門医に相談しましょう。

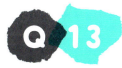 認知症治療薬によって不整脈が起こり、失神をきたすことがありますか？

　ドネペジル塩酸塩などのアセチルコリンエステラーゼ阻害薬は、中枢神経への選択性が高い薬です（p.54参照）。しかし、ごくまれにアセチルコリン作用（末梢での副交感神経の刺激）により迷走神経が刺激されて心拍数を減少させる（徐脈）ことがあり、心電図のQT間隔が延長＊する可能性があります。

　QT延長は高度になるとTorsade de Pointes（TdP：トルサード ド ポアント）と呼ばれる特殊な心室頻拍、あるいは心室細動などの重症心室性不整脈を生じて、めまい、失神などの脳虚血症状をきたす恐れがありますので注意が必要です。

　特に認知症高齢者で、不整脈などの心臓疾患を合併している患者さんの場合は定期的に心電図検査を行うなど慎重に投与する必要があります。

＊　心電図のQT間隔の延長
　QT延長（症候群）は心筋細胞の電気的な回復が延長することにより起こる病気で、心電図検査上のQT時間が延長することからこの名前がついています。
　先天性のものと、薬剤使用や徐脈に伴い発症する二次性（後天性）のものがあります。QTが延長しすぎると失神や突然死を引き起こすことがあるため、注意が必要な心電図異常の一つです。

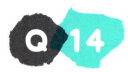

認知症治療薬の投薬を開始するタイミングは？

投薬開始は早い方が良い

　認知症は早期発見・早期治療がとても大切な疾患の一つとされています。早期発見のメリットは軽度な認知症であればあるほど、薬が有効となる可能性が高いためです。

　認知症の初期症状に気づいて早期発見できれば、本人の意志で治療法や今後の生き方について考えることも可能になってきます。ドネペジル塩酸塩（アリセプト®）などによる治療を早期に開始することで、アルツハイマー型認知症患者の認知機能や独立性をより長く持続させることができます。

　発見が遅れてしまうと、進行性の病気であるだけに予後が厳しくなってきます。認知症のサインにいかに早く気づくか、また進行をいかに早めに止めることができるかが大事になってきます。

　健常者と認知症の人の中間にあたる症状に、軽度認知障害（MCI）がありますが（p.42参照）、日常生活には支障がない状態のため、認知症になりかけていることに気づかない場合があります。このような認知症予備軍をできるだけ早く発見することも大事になってきます。

　経過観察により、軽度のアルツハイマー型認知症と診断されたら、早めの薬物治療開始がよいとされています。

早期投薬による認知症の進行への影響[1]

　認知症の進行状況を「ドネペジル塩酸塩投与群」と「プラセボ投与群＊」で156週間比較検討した研究があります。

　プラセボ投与群では投与後一度も回復することなく継時的に認知症が進行していくことがわかりました。52週目でプラセボ投与群ではドネ

ペジル塩酸塩の服用に切り替えますが、ドネペジル塩酸塩投与群に追いつくことはできませんでした。

ドネペジル塩酸塩投与群は投与24週後までは、投与開始時よりも改善効果が認められており、52週まではプラセボ投与群に比較して統計学的に有意差が認められています。

認知症と診断されたら、ひどくならないうちにできるだけ早めに薬による治療開始が進行を防ぐ意味で、いかに有効であるかがこの研究報告からよくわかります。

* **プラセボ投与群**
被験者の思い込みによる影響を排除するために、試験薬の代わりに人体に影響の出にくい物質を配合して、試験薬と区別がつかないようにしたプラセボ（偽薬）を摂取させたグループのことです。試験で得られた結果が試験薬によるものなのかどうかを明らかにするために用いられます。

〈引用・参考文献〉
1) Winblad, B. 3-year study of donepezil therapy in Alzheimer's disease: effects of early and continuous therapy. Dement Geriatr Cogn Disord. 21(5-6), 2006, 353-63.

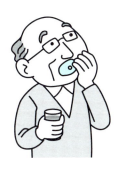

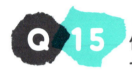

ドネペジル塩酸塩はどのくらいの期間休薬しても治療効果に影響を及ぼしませんか？

　薬を止めると、治療しないときよりもひどくなるではないかと心配する人がいます。

　ドネペジル塩酸塩（アリセプト®）に関しては、アルツハイマー型認知症の患者さんで3週間までは投与を中止しても、プラセボ（偽薬）投与群までは低下しませんでしたが、6週間たつとプラセボ投与群の近くまで落ちてきて、その後は再開してもプラセボと変わらなくなってしまったというデータがあります[1]（図）。

　ドネペジル塩酸塩の場合は3週間以上空けないほうがよさそうです。できるだけ続けて飲むようにしたほうが症状の進行防止にはいいようです。

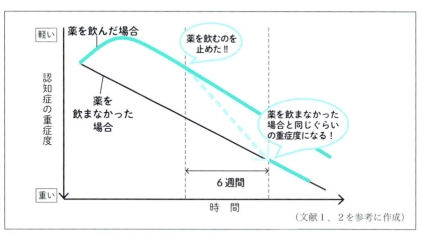

図　アルツハイマー型認知症の経過（イメージ）

〈引用・参考文献〉
1) Rogers, S. A 24-week, double-blind, placebo-controlled trial of donepezil in patients with Alzheimer's disease. Donepezil Study Group.Neurology. 50(1), 1998, 136-45.
2) Winblad, B. 3-year study of donepezil therapy in Alzheimer's disease: effects of early and continuous therapy. Dement Geriatr Cogn Disord. 21(5-6), 2006, 353-63.

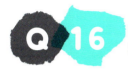

Q16 ドネペジル塩酸塩の休薬後、何mgから投与を再開したらよいですか？

　休薬期間が３週間以内であれば、ドネペジル塩酸塩（アリセプト®）５mgから再開しても問題ないと判断されています。

休薬の考え方

　５mg投与中の場合、３週間以上休薬すると、ほぼ血中からドネペジル塩酸塩が消失してしまいます。３週間以内の休薬であれば５mgから再開、３週以上であれば３mgから再開することが基本的な考えになります。

　患者さんによって副作用発現などが懸念される場合には、休薬期間にかかわらず３mgからの投与をおすすめします。

ドネペジル塩酸塩が体内から消失する時間

　一般的に、体内から薬物が消失するには半減期の約５倍の時間がかかるといわれています。ドネペジル塩酸塩の半減期は76〜89時間と比較的長く、その５倍は（約90時間×５＝450時間）約３週間となります。

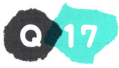

ワルファリンを服用の際、食事についてはどのようなことに注意が必要ですか？

ワルファリンとは？

　ワルファリン（ワーファリン）はビタミンK依存性の血液凝固因子（代表的なものとしてプロトロンビン）の活性を抑えることで血液抗凝固作用（血を固まりにくくする作用）を発揮する経口の抗凝固薬です。全身（脳、心臓、四肢）の血管における血栓症の予防や治療に広く使用されています。

ワルファリンの服用で注意すること

　ワルファリンはビタミンKによって作用が弱くなるので、ワルファリンを服用している患者さんは、ビタミンKを多量に含む食事は避けます。

　ビタミンKを多量に含む代表的な食品として**納豆**、**クロレラ**、**青汁**があげられます。納豆は生体内で腸内細菌によりビタミンKを産生するため、ごくわずかな摂取でもワルファリンのコントロールが乱れることがあります。また、その作用は数日間続くことがあるので、ワルファリン服用患者さんへの納豆の摂取はすすめられていません。

　クロレラや青汁はビタミンKを多く含有する食物ですので、納豆と同様にワルファリン服用の患者さんでは摂取が禁忌になります（例：クロレラ含有食品のビタミンK含有量3,600μg/100g）。

　そのほか、モロヘイヤ、アロエ、スピルリナ[*1]などの健康食品は取り過ぎに気をつける必要がありますが、ビタミンKを多く含有する緑色の野菜[*2]でも、普通の食事として**小鉢一杯程度**を1日量として食べるのであれば、ワルファリンの効果減弱には影響は少ないだろうと判断されています。すなわち、緑色の野菜などは大量に摂食しないで適量をコンスタントに摂食することで影響を少なくすることができます。

また、お茶については、お茶の葉にはビタミンKが多く含まれるため、抹茶として飲む場合には注意が必要ですが、煎じて飲むお茶の場合は脂溶性のビタミンKがお湯の中に滲み出してこないため、影響は少ないといわれています。

　ワルファリン服用患者さんの1日のビタミンKの摂取量の目安は、個人差もありますので一概にはいえませんが、おおよそ250μg（1日量）までは影響が出にくいと考えられています。目安として、この量を超えると影響が出てくる可能性もありますので、緑色の野菜の食べ過ぎには注意が必要です。

　なお、ワルファリン服用の患者さんには定期的に（1カ月に1回ほど）血液凝固検査（PT-INRの測定、p.81参照）を行うことで食事の影響を把握することができます。

　ちなみに、ビタミンKはカリウム（K）と間違いやすいですが、全く異なるものです。

*1　スピルリナ
　濃緑色の食用藻類の一つです。タンパク質やアミノ酸の割合が多く、ビタミンKのほかビタミンA群、ビタミンB群、鉄分、葉酸などの栄養素も豊富に含まれています。

*2　緑色の野菜
　葉緑素を含む緑色の野菜はビタミンKを多く含むため注意が必要です。かぼちゃ、にんじんなど緑色でない野菜は該当しません。だいこん、ごぼう、いも類を食べても心配ありません。

Q18 抗生物質の構造式上、ワルファリンと相互作用を起こしやすいものはありますか？

抗生物質とワルファリン

　抗生物質であるβラクタム系薬は、図1のように構造の中にβラクタム環状構造を持っています。βラクタム系薬のうちセフェム系薬[*1]は、βラクタム環状構造に加えて抗菌作用（微生物の増殖を阻止する力）を増強する目的で構造式の末端にN-メチルテトラゾールチオール（NMTT基）を持ち感染症の治療に広く使用されています（図2）。特に、NMTT基を有する抗生物質はワルファリンとの薬物相互作用が顕著で、ワルファリンの作用が増強してビタミンK欠乏による出血傾向の症状が発症することがあります。

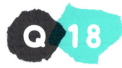

図1　βラクタム系抗生物質の中核構造の例

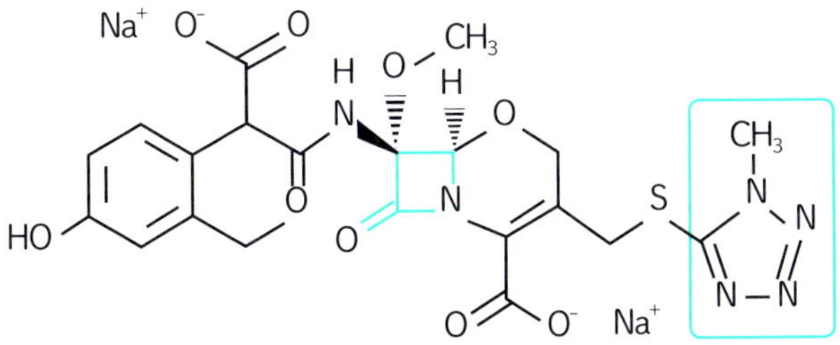

- 色のついた部分がβラクタムの環状構造
- □の部分がNMTT基

図2　ラタモキセフの構造式

ワルファリンと相互作用しやすい抗生物質

　代表的な薬は、ラタモキセフナトリウム（シオマリン®）です。その他、NMTT基の構造式を有する類似のセフェム系薬として、セフメタゾールナトリウム（セフメタゾン®）、セフォペラゾンナトリウム（セフォペラジン®、セフォビッド®）、セフメノキシム塩酸塩（ベストコール®）、セフミノクスナトリウム水和物（メイセリン®）などがあります。

なぜワルファリンと相互作用を起こすのか

　NMTT基と出血傾向との間には密接な関係があると考えられています。NMTT基がビタミンK依存性凝固因子（プロトロンビンなど）の合成過程の前段階であるγ-カルボキシル化[*2]を阻害することにより、プロトロンビンの合成を低下させるために「低プロトロンビン血症」（ビタミンK欠乏による出血傾向）となります。

　ワルファリンもプロトロンビンの合成過程の前段階であるγ-カルボキシル化を阻害するため、これらの抗生物質と併用すると、ビタミンK欠乏による出血傾向がさらに増強されます（次ページ図3）。

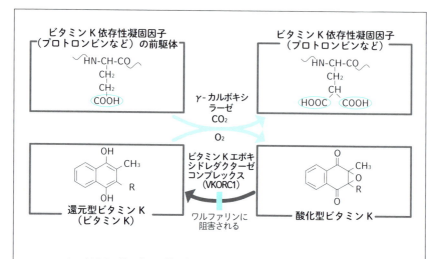

図3　ビタミンK依存性凝固因子の合成過程

*1　抗生物質のセフェム系薬

　抗生物質の中のβラクタム系薬には、ペニシリン系薬、**セフェム系薬**、カルバペネム系薬、モノバクタム系薬、ペネム系薬があります。
　セフェム系薬は便宜上、第一世代から第四世代まで分類されています。
　第一世代はグラム陰性菌には弱いですが、グラム陽性菌には強く、セファゾリンナトリウム（セファメジン®α）が代表的です。
　第二世代は毒性の強いグラム陰性菌（大腸菌、肺炎桿菌など）やグラム陽性菌に抗菌力をもちます。セフォチアム塩酸塩（パンスポリン®）、セフメタゾールナトリウム（セフメタゾン®）などが代表的です。
　第三世代は、それまで無効であったグラム陰性菌（一部の緑膿菌、セラチア属など）にも抗菌活性をもちます。他方、グラム陽性菌に対しては第一、二世代よりも弱いといわれています。
　第四世代はグラム陽性菌（黄色ブドウ球菌）やグラム陰性菌（緑膿菌）にも抗菌活性をもちます。

＊2　ビタミンKとγ-カルボキシル化

　血液凝固因子のなかには、活性化のためにビタミンKを必要とするビタミンK依存性凝固因子（プロトロンビン、第Ⅶ因子、Ⅸ因子、Ⅹ因子など）が存在します。
　ビタミンKは、凝固活性を有していないプロトロンビン前駆物質などのグルタミン酸残基（Glu）を、γ-カルボキシル化して凝固活性のあるγ-カルボキシグルタミン酸（Gla）へ転換するための補酵素として作用しています。そのため、ビタミンK欠乏状態では、このカルボキシル化反応が進まず、ビタミンK依存性凝固因子は活性を有することができません。

〈引用・参考文献〉
1）櫻川信男ほか編．抗凝固薬の適切な使い方．第2版．医歯薬出版，2006，12-4．

---

column　ビタミンK欠乏による出血傾向の原因

　食事摂取ができずに点滴を行っている患者さんに抗生物質を投与し続けていると、ビタミンK欠乏による出血傾向になることが以前から知られていました。
　その原因としては、最近では
　①腸内細菌由来のビタミンKの不足（抗生物質が腸内細菌に影響を与えるため）
　②経口でのビタミンK摂取の不足（食事からの摂取ができないため）
　③抗生物質の構造式の中のNMTT基の影響（生体内のビタミンKの量を減少させるため）
が考えられています[1]。

〈引用・参考文献〉
1）岩田敏．抗生物質とビタミンK．CLINICIAN．44（466），1997，1094-9．
　〈http://www.e-clinician.net/vol44/no466/pdf/sp_466_10.pdf〉．(2016-04-13)．

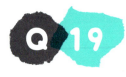
ワルファリンと相互作用が少ない抗生物質には、どのようなものがありますか？

　抗生物質の中でワルファリンと相互作用の影響が比較的少ないと考えられる抗生物質はβラクタム系薬ではペニシリン系、その他テトラサイクリン系、アミノグリコシド系といわれています（図）。しかし、ワルファリンの場合、個人差がありますので、投与期間中は、こまめに血液凝固検査値を測定しながら服用することが推奨されます。

　一方、キノロン系のレボフロキサシン水和物（クラビット®）やセフェム系のセファクロル（ケフラール®）、NMTT基を有するセフェム系抗生物質などはワルファリンと相互作用が出やすいといわれています。

　併用する場合は重篤な出血（消化管出血など）に十分注意する必要があります。

　PT-INR*などの血液凝固検査を行いながら、短期間の併用およびワルファリンの減量が必要です。

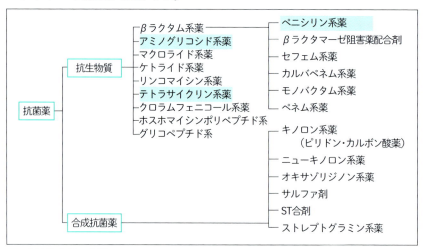

図　主要抗菌系の分類

* **PT-INR**

ワルファリンは患者さんごとに投与量が異なる薬です。PT-INRは患者さんごとに適切なワルファリンの1日投与量を決めるために使われる検査（血液凝固検査）のことで、**プロトロンビン時間**（prothrombin time：PT）の国際標準比（International Normalized Ratio）の略です。PT-INRまたは単にINRといいます。

ワルファリン投与で低下するプロトロンビンなど、ビタミンK依存性凝固因子の凝固因子活性を測定しています。

PT-INR（INR）の健康正常値（ワルファリンを飲んでいないとき）は1.0です。PT-INRの数字が大きくなるほど血液は固まりにくくなります。ワルファリンを服用している血栓性の患者さんは、疾患にもよりますが、1に近すぎると血栓の予防効果は少なく、高くなり過ぎると出血してきますので、2.0～3.0の範囲におさまるようにワルファリンの量を増減させながら、コントロールしていきます。ワルファリンは通常1～5mgが1日量として使用されます。

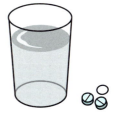

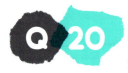

Q20 ワルファリンとロキソニンなどの非ステロイド抗炎症薬（NSAIDs）は飲み合わせると影響がありますか？

ワルファリンの作用を増強させる薬

ロキソプロフェンナトリウム水和物（ロキソニン®）、フルルビプロフェン（フロベン®）などの非ステロイド抗炎症薬（NSAIDs）やブコローム（パラミヂン®）はワルファリンと相互作用を特に起こしやすい薬です。ワルファリンの作用が増強されて出血傾向になることで有名です。

なぜワルファリンの作用が増強するのか

フルルビプロフェン、ブコロームの肝薬物代謝酵素はワルファリンと同じCYP2C9（p.97参照）です。

ワルファリンがCYP2C9で代謝されるのを非ステロイド抗炎症薬（NSAIDs）が阻害します。そのため、ワルファリンの代謝が阻害されて濃度が上昇し、作用が増強されると考えられています。その結果、出血の副作用が出やすくなります。

ロキソプロフェンナトリウム水和物との相互作用の機序は明確になっていませんが、併用により重篤な出血例が報告されているため注意が必要です。

ワルファリン服用患者さんにおいては非ステロイド抗炎症薬（NSAIDs）の併用は注意が必要です。併用せざるを得ない場合は、血液凝固検査（PT-INR、p.81参照）を実施しながらワルファリンの量を減量することを検討します。

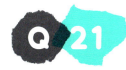

ワルファリンと相互作用の少ない非ステロイド抗炎症薬（NSAIDs）はありますか？

　一般に、非ステロイド抗炎症薬（NSAIDs）は発売されているほとんどの製品において、相互作用を起こすと考えられています。

　その中で比較的影響の少ない非ステロイド抗炎症薬をあえてあげるとすれば、ジクロフェナクナトリウム（ボルタレン®）、イブプロフェン（ブルフェン®）、ナプロキセン（ナイキサン®）、インドメタシン（インダシン®）、アセトアミノフェン（1,000mg以下）などがあります。

　また、チアラミド塩酸塩（ソランタール®）、エピリゾール（メブロン®）、エモルファゾン（ペントイル®）などの塩基性消炎鎮痛剤も、影響が少ないようです。

　ただし、出血リスクがあるため頓服あるいは短期間での使用に限定されます。

　長期間使用する場合は影響が出る可能性がありますので、定期的な血液凝固検査（PT-INR、p.81参照）での確認をおすすめします。

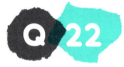

Q22 食事や服薬指導を行っている入院患者さんでワルファリンの効果がみられません。高カロリー輸液は影響がありますか?

　高カロリー輸液にはフィトナジオン(ビタミンK_1)が入っている製剤が多くあり、1日量になると1 mg(1,000μg)以上摂取することがあります。

　ビタミンKは1日量として250μgまではワルファリンの効果に影響しなかったという報告がありますが、1日量としてビタミンKを1 mg、すなわち1,000μgを摂取するとワルファリンは効かなくなる可能性があります。

　食事制限や服薬管理をしっかり行っていても入院中にワルファリンが効かなくなる原因の一つとしてあげられます。

　ワルファリンを服薬している患者さんの場合は、フィトナジオン(ビタミンK_1)を含有しない高カロリー輸液を選択することで影響を回避するようにします。あるいはワルファリンを中止して、ワルファリン以外の新規の経口抗凝固薬(NOAC)*の使用(p.96参照)を検討します。

＊　新規の経口抗凝固薬(NOAC)

　NOAC(novel oral anticoagulants)のことで、現在以下の4種類の薬が承認され、市販されています。

　ダビガトランエテキシラートメタンスルホン酸塩(プラザキサ®)、リバーロキサバン(イグザレルト®)、アピキサバン(エリキュース®)、エドキサバントシル酸塩水和物(リクシアナ®)などがあります。

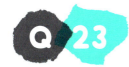

Q23 ワルファリンを服用している認知症高齢者は、どのような出血に注意が必要ですか？

　一般にワルファリンを飲み過ぎた場合、軽度の症状では、鼻血、歯茎からの出血、眼出血、手足や体に青痣や紫斑などがみられます。

　出血傾向が進んでくると青痣や紫斑が全身に広がり、血尿、血便などがみられてきます。明らかに飲みすぎの兆候としてわかります。ワルファリンによる**重篤な出血としては消化管出血、各臓器出血、脳出血（頭蓋内出血）**などがあります。

　出血の兆候があらわれたらすぐに主治医に連絡をとり、適切な処置を行う必要があります。

　ワルファリンの飲みすぎによる出血にはビタミンK製剤（内服：ビタミンK_1、ビタミンK_2製剤、注射：ビタミンK_2製剤）があります（p.86参照）。

　ワルファリンを飲みすぎて出血するケースは、薬物の相互作用で効果が強く出てくる場合や、腎機能や肝機能が低下している場合にワルファリンの効果が強く出ることがあります。また、飲み忘れたために2〜3日分をまとめて飲んだりした場合も出血を起こす原因になります。

column　出血防止策

　定期的に血液凝固検査（PT-INRなど）、腎機能検査、肝機能検査などを受けることで出血傾向を事前に防ぐことができます。安定している患者さんでもできれば毎月の検査が望まれます。

　服薬している薬また、サプリメントやハーブについては医師、薬剤師にすべてを申告し併用の注意を確認することが大事です。

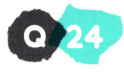

Q24 ワルファリンの飲み過ぎによる出血には、どのように対応すればよいですか？

　ワルファリンの過剰投与で、明らかな出血および出血の兆候がみられる場合には、ワルファリンの効果を打ち消す拮抗剤の注射（ビタミンK_2注）を10〜20mg静注します[1]。

　ビタミンK_2の注射を投与すると、おおよそ3時間から6時間で出血傾向からの回復効果が現れます。投与3時間でプロトロンビン時間は、ほぼ70％（プロトロンビン時間は100±30％が健康正常値）近くまで回復し、12時間経過後で、ほぼ正常な状態（100％）まで回復します。

　内服ではやや遅くなりますが、投与して6〜12時間後で、プロトロンビン時間で50％以上回復します。

　ビタミンKを10mg量を超えて投与し、いったん拮抗（p.58参照）させてしまうと、ワルファリンの治療域に再度もっていくには、初期治療のときと同じように、10日〜2週間ほど時間がかかる場合があります。

　拮抗剤（ビタミンK）を使用せずに出血傾向から回復させるには、どれだけの時間が必要でしょうか。ワルファリンの半減期は3〜5日です。ワルファリンの作用は止めてから完全に体から抜けるには、半減期の5倍（半減期を95時間として計算すると20日以上が必要）ということになります（95時間×5倍＝475時間＝約20日）。

　なお、ワルファリンの作用を減弱させるビタミンKが多い食物などを積極的にとることで、その回復スピードは早まります。

〈引用・参考文献〉
1）エーザイ株式会社．ケイツー®N添付文書．2009年9月改訂．
2）エーザイ株式会社．ワーファリン添付文書．2015年5月改訂．

Q25 抜歯や眼の小手術のときにはワルファリンの服用を中止する必要がありますか？

　予想される出血の量にもよりますが、綿やガーゼなどで、しっかり止められる（圧迫止血できる）抜歯や眼の小手術であれば、ワルファリンの服用は止めずに、そのまま継続服用して対応することが最近では一般的になりつつあります。

　理由はワルファリンの投与を中止すると、100人に1人程度ですが、重度の脳梗塞を発症したとの報告があるためです。また、ワルファリンを継続のまま抜歯をしても重篤な出血は認めないとのデータもあります。

〈引用・参考文献〉
1）日本循環器学会．"抜歯や手術時の対応"．房細動治療（薬物）ガイドライン（2013年改訂版）．28-30．〈http://www.j-circ.or.jp/guideline/pdf/JCS2013_inoue_h.pdf〉．(2016-04-13)．

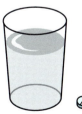

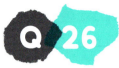

Q26 深部静脈血栓症の治療においてヘパリン注からワルファリンへはどのように移行すればよいですか？

深部静脈血栓症と抗血栓薬

　ワルファリンは深部静脈血栓症（DVT）に内服薬として使用される代表的な薬です。深部静脈血栓症患者は、その再発や肺塞栓症を予防する目的で、ワルファリン（内服薬）やヘパリン（最近では低分子ヘパリン注）などの抗凝固療法がおこなわれます。また、治療として血栓溶解療法や手術療法が必要となる場合もあります。

　急性期の深部静脈血栓症の治療においては、速効性のあるヘパリン注療法が第1選択です。

　急性期を過ぎて、ヘパリン注からワルファリンの内服に移行する方法を説明します。

ヘパリン注からワルファリンへの移行方法

　通常は、4～5日間連続的に静脈内にヘパリン投与を行い、そのあとワルファリンを一時期併用しながら、ワルファリンが効くようになったらヘパリンを中止し、ワルファリン単独投与に移行してきます。

　ヘパリン注とワルファリンを併用している間は、こまめに血液凝固検査（PT-INR、p.81参照）を測定しながら、ワルファリンが効いてくるのを待ちます。ワルファリン療法の治療域（70歳以上の高齢者では、PT-INRは1.6～2.6の間でコントロールされます）、すなわちPT-INRが1.6以上に到達したら、ヘパリンを中止し、ワルファリン単独に変更していきます。

注意すること

　ヘパリンは速攻的で半減期が4～6時間と短いですが、ワルファリン

は半減期が3〜5日と長く、効果発現にも時間がかかります。出血は併用期間中に最も多く発生しますので、注意観察が必要です。ヘパリン注とワルファリンの併用期間中は、安全確認のためPT-INRは毎日測定が原則です。

　一般に深部静脈血栓症に対するワルファリンの服用期間は、3〜6カ月で終了します。ただし、再発の場合やその他の危険因子を有する患者さんについては、より長期間の治療が適応となります。

<引用・参考文献>
1) 藤本一眞ほか．抗血栓薬服用者に対する消化器内視鏡診療ガイドライン．日本消化器内視鏡学会雑誌．54 (7), 2090-1, 2012．〈http://minds4.jcqhc.or.jp/minds/gee/20130528_Guideline.pdf〉．(2016-04-13)．

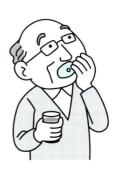

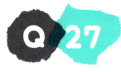

Q27 ワルファリンを一時的にヘパリンに置換する場合の方法は？

　抜歯や白内障の手術（p.87参照）とは違い、入院して手術を行う場合は、ワルファリンからヘパリンへの置換が必要になります。

　ワルファリンの半減期は3〜5日ですので、ワルファリンは手術日の3〜5日前に休薬して、徐々に凝固能を回復してPT-INR（p.81参照）が1.6以下（または1.5以下）になったら、ヘパリンを投与し始めます。

　状況に応じて手術直前までは、ヘパリンを1万単位〜1万5千単位/日でコントロールします。ヘパリン注は硫酸プロタミン注で即座に拮抗させることができます。

　なお、術後、ヘパリンからワルファリンに再度置換する場合は、しばらくは、ようすをみるため3日ほど併用し、PT-INRが1.6以上（治療域内）になったら、ヘパリンの投与を中止します。

〈引用・参考文献〉
1）藤本一眞ほか．抗血栓薬服用者に対する消化器内視鏡診療ガイドライン．日本消化器内視鏡学会雑誌．54（7），2090-1，2012．〈http://minds4.jcqhc.or.jp/minds/gee/20130528_Guideline.pdf〉．（2016-04-13）．

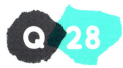

心房細動があり、ワルファリンを飲んでいる患者さんが抗血小板薬を服用しても大丈夫ですか？

ワルファリンと抗血小板薬を併用すると

　ワルファリンと抗血小板薬それぞれの添付文書において併用注意の記載があります。

　アスピリンやクロピドグレル硫酸塩などの抗血小板薬は血小板凝集能＊を抑制する作用があるため、各種の血栓性疾患に使用されます。抗凝固薬と抗血小板薬が併用されると出血傾向の増強をきたすおそれがあります。特に重篤な出血（消化管出血、頭蓋内出血）を起こすことがありますので、ワルファリンとの併用は注意が必要です。

ワルファリンと抗血小板薬の併用方法

　飲み方としては、抗血小板薬の量は通常量で固定し、ワルファリンの1日量を調整します。

　PT-INR（p.81参照）が2.0の前後におさまる量にして、PT-INRが3.0を超えないように気をつけます。ワルファリンを服用している血栓性疾患の患者さんは疾患にもよりますが、PT-INRは2.0～3.0の範囲で行います。この範囲におさまるようにワルファリンの量を増減させながらコントロールしていきます。このようにワルファリンの量を安定させることで、抗血小板薬との併用は可能となります。

併用中に注意すること

　併用中に鼻血や歯茎からの出血、あるいは全身に紫斑が目立つようになった場合は、重篤になる前に、すぐに医療機関に連絡し医師の指示を仰ぎます。治療はワルファリンの減量、休薬またはワルファリンの効果を減弱させるビタミンK製剤の投与になります（p.86参照）。

＊ 血小板凝集能を有する抗血小板薬

抗血小板薬は血小板の凝集能を抑えて抗血栓効果を発揮します。

代表的な抗血小板薬には以下のものがあり、血小板の凝集能を抑える機序がそれぞれ異なります（表）。

表　抗血小板薬の特徴

薬剤名	特徴
低用量アスピリン〔アセチルサリチル酸〕	血小板でトロンボキサンA_2生成を抑制し、血小板の凝集能を抑えます。シクロオキシナーゼ（COX-1）にアスピリンが結合し、不可逆的に酵素を失活させるので、トロンボキサンA_2（TXA2）が産生されず、血小板が凝集しません。
チクロピジン塩酸塩（パナルジン®）	GlycoproteinIIb/IIIaを阻害して血小板の凝集能を抑えます。
ジピリダモール（ペルサンチン®）、シロスタゾール（プレタール®）	ホスホジエステラーゼ（PDE）を阻害して、血小板の凝集能を抑えます。
ベラプロストナトリウム（ドルナー®）	経口可能なPGI_2製剤。アデニル酸シクラーゼ（Adenyl cyclase）活性化による血小板cAMP増加で血小板の凝集能を抑えます。
リマプロストアルファデクス（プロレナール®）	経口可能なPGI_1製剤。ベラプロストナトリウムと同じくアデニル酸シクラーゼ（Adenyl cyclase）活性化による血小板cAMP増加で血小板の凝集能を抑えます。
イコサペント酸エチル（EPA）（エパデール®）	血小板で血小板凝集を抑制する作用のあるトロンボキサンA_3を生成し、血小板の凝集能を抑えます。
サルポグレラート塩酸塩（アンプラーグ®）	血小板の5-HT_2レセプターに対する選択的な拮抗作用で血小板の凝集能を抑えます。
トラピジル（ロコルナール®）	血小板のトロンボキサンA_2の合成を阻害して血小板の凝集能を抑えます。

（各成分の添付文書より作成）

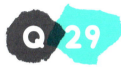 心原性の脳梗塞の予防には、低用量アスピリンよりもワルファリンのほうがよいですか？

　心臓病では「心房細動による脳塞栓症の予防」ならびに「人工弁置換術後の血栓予防」にはワルファリンは低用量アスピリンよりも必須となっています。また、肺塞栓症や深部静脈血栓症に対してもワルファリンは、よく使われます。

　一方、心筋梗塞やアテローム性脳梗塞に対しては、まず低用量アスピリンが使われます。しかし、心筋梗塞に対しては低用量アスピリンだけでなくワルファリンも梗塞の再発の二次予防に使用されることがあります。

　また、DESステント（薬剤溶出性ステント。冠動脈の治療に使われる）の血栓予防に**クロピドグレル硫酸塩（プラビックス®）と低用量アスピリン併用療法**が有名ですが、ワルファリンと低用量アスピリンが併用して使われることもあります。

　なお、ワルファリンは凝固能活性を下げますが、低用量アスピリンは血小板の凝集能を抑えますので、ワルファリンと低用量アスピリンを併用するときは出血傾向になることに注意が必要です。特に**併用時は重篤な出血**が出ることが多くなりますので、PT-INR（p.81参照）はしっかり管理することが必要です。

　血栓・塞栓症に対する薬物療法を次ページ表にまとめました。

表 血栓・塞栓症に対する薬物療法

		効能・効果	薬物による発症抑制	抗凝固・血栓溶解治療
脳	1	非弁膜症性の心房細動における脳塞栓症	● ダビガトランエテキシラートメタンスルホン酸塩（プラザキサ®） ● リバーロキサバン（イグザレルト®） ● アピキサバン（エリキュース®） ● エドキサバントシル酸塩水和物（リクシアナ®） ● ワルファリン（ワーファリン）	● アルテプラーゼ（グルトパ®：t-PA注射） ● ヘパリン注
	2	弁膜症性（僧帽弁狭窄症、機械弁置換術後）の心房細動における脳塞栓症	● ワルファリン（ワーファリン）	
	3	虚血性脳血管障害（心原性脳塞栓症を除く脳梗塞：アテローム血栓・塞栓、一過性脳虚血発作（TIA））	● 低用量アスピリン ● クロピドグレル硫酸塩（プラビックス®） ● チクロピジン塩酸塩（パナルジン®） ● シロスタゾール（プレタール®）	
心臓	1	経皮的冠動脈インターベンション、経皮的冠動脈形成術、DESステント、冠動脈バイパス手術後の血栓・塞栓	● 低用量アスピリン ● クロピドグレル硫酸塩（プラビックス®）	● モンテプラーゼ（クリアクター®：t-PA注射） ● アルテプラーゼ（グルトパ®：t-PA注射） ● ウロキナーゼ ● ヘパリン注
	2	心筋梗塞の再発	● 低用量アスピリン ● クロピドグレル硫酸塩（プラビックス®） ● チクロピジン塩酸塩（パナルジン®） ● シロスタゾール（プレタール®） ● ワルファリン（ワーファリン）	
	3	人工弁置換術の血栓	● ワルファリン（ワーファリン）	
肺		急性肺塞栓症	● ワルファリン（ワーファリン） ● エドキサバントシル酸塩水和物（リクシアナ®）	● モンテプラーゼ（クリアクター®：t-PA注射） ● ヘパリン注
四肢		深部静脈血栓症	● ワルファリン（ワーファリン） ● エドキサバントシル酸塩水和物（リクシアナ®） ● 低分子ヘパリン（皮下）	● ヘパリン注

（各製品の添付文書を参考に作成）

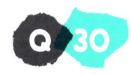

一過性脳虚血発作(TIA)疑いで脳梗塞防止のため低用量アスピリンをいつまでに飲んだらよいですか？

　患者さんの容態や検査により一過性脳虚血発作（TIA）が疑われるようであれば48時間以内に、再発する可能性のある急性期の再発防止にはワルファリンなどの抗凝固薬ではなく低用量アスピリンなどの抗血小板薬がよいとされています。TIA発症後の場合は、出来るだけ早く低用量アスピリンを投与することがよいようです。

　脳卒中治療ガイドラインなどでは急性期の再発防止にはアスピリン160〜300mgの投与が推奨されています。

　一方、心房細動などが原因となっておこる心原性由来の脳梗塞に関してはワルファリンや新規経口抗凝固薬（NOAC、p.96参照）が有効とされています。

〈引用・参考文献〉
1) 日本脳卒中学会 脳卒中ガイドライン委員会. 脳卒中治療ガイドライン2015. 協和企画, 2015, 337p.

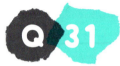

新規経口抗凝固薬（NOAC）とはどのようなものですか？ 服用で気をつけることはありますか？

ワルファリン以外の経口抗凝固薬

　ワルファリンのほかの経口抗凝固薬には、現在はダビガトランエテキシラートメタンスルホン酸塩（プラザキサ®）、リバーロキサバン（イグザレルト®）、アピキサバン（エリキュース®）、エドキサバントシル酸塩水和物（リクシアナ®）の4種類があります。NOAC（novel oral anticoagulants：新規経口抗凝固薬）は、ワルファリンと違い、食事制限は必要ありません。また、薬が早く効いて、早く切れるという特徴があります。ただし、タビガトランエテキシラートメタンスルホン酸塩の使用については、腎機能障害のある人には適していません。

服用の注意点

　プラザキサ®の添付文書によると、プラザキサ®は腎排泄（尿中85%）であり、よって透析患者を含む高度の腎障害のある患者は禁忌とされています。そのため、高度の腎障害のある患者への投与は非常に危険なため注意を呼びかけています[1]。

　一方、ワーファリンの添付文書によると、ワーファリンは肝臓（おもにCYP2C9＊）で代謝され、糞便中にそのほとんどが排泄され、尿中への未変化体の排泄率はごく微量とされています[2]。そのため、腎機能が悪い認知症の高齢者でもワルファリンの場合は、PT-INR（p.81参照）の測定を行いながら注意して使用されています。

※ CYP2C9

CYP2C9は肝薬物代謝酵素の一つです。

投与された薬のほとんどは肝臓で肝薬物代謝酵素によって水に溶けやすい形へと変換されて代謝されます。

この時、薬物代謝を考える上で最も重要となる酵素としてシトクロムP450があります。シトクロムP450はCYP（シップ）とも表現されます。CYPには、CYP1、CYP2、CYP3、CYP4などのファミリーに分類され、代表的な肝薬物代謝酵素として表のようなものがあります。

表　代表的な肝薬物代謝酵素

肝薬物代謝酵素	代謝される薬剤名
CYP1A2	テオフィリン、プロプラノロールなど
CYP2C9	ワルファリン、ブコローム、フェニトイン、トルブタミドなど
CYP3A4	ベラパミル、シメチジン、トリアゾラム、フェノバルビタールなど

〈引用・参考文献〉
1）日本ベーリンガーインゲルハイム株式会社．プラザキサ®添付文書．2014年7月改訂．
2）エーザイ株式会社．ワーファリン添付文書．2015年5月改訂．

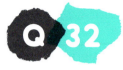

Q32 どんなタイプのアルツハイマー型認知症治療薬が開発されていますか？

　現在では、アルツハイマー型認知症の進行を遅らせたり、不安、妄想、不眠、うつ状態、妄想、興奮などの周辺症状を抑えたりする薬はあります。しかし、すでに失われた記憶や機能を元に戻すような、アルツハイマー型認知症を根本的に治す薬はまだ承認されていません。

　根本的な治療効果が期待される薬を、世界中で開発中です。2015年現在のアルツハイマー型認知症の治療薬開発状況はおおむね表のようになっています。

表　アルツハイマー型認知症治療薬開発状況

分類	開発品名	メーカー	開発ステージ
BACE阻害薬 （βセクレターゼ阻害薬）	AZD3293 MK-8931 E2609	アストラゼネカ/イーライリリー MSD（メルク） エーザイ	PhⅢ PhⅢ PhⅡ
抗アミロイド抗体	ガンテネルマブ クレネズマブ ソラネズマブ BAN2401 BIIB037	ロシュ（中外製薬） ロシュ（中外製薬） イーライリリー エーザイ バイオジェン・アイザック/エーザイ	PhⅢ（中止） PhⅡ（中止） PhⅢ PhⅡ PhⅠb終了
その他 （タウタンパク標的薬ほか）	MT-4666 LuAE58054 ビオグリタゾン （AD-4833） T-817MA RG1577	田辺三菱製薬 ルンドベック/大塚製薬 武田薬品工業 富山化学工業/富士フイルム ロシュ（中外製薬）	PhⅢ（中止） PhⅢ PhⅢ PhⅡ PhⅡ（中止）

（一度治験に失敗し、再度患者対象者を変えて治験を実施している薬剤も含む　各社開発状況報告より）

分類としては、BACE阻害薬（βセレクターゼ阻害薬）、抗アミロイド抗体、その他（タウタンパク標的薬ほか）の3つに分類されます。

BACE阻害薬とは、アミロイド前駆体タンパク質のβサイト切断酵素であるBACEを阻害することで、アミロイドβタンパク（Aβタンパク、p.24参照）を減少させる薬です。

抗アミロイド抗体とは、アミロイドβタンパク（Aβタンパク）凝集体に選択的に結合して、これを無毒化し、脳内からアミロイドβタンパクを除去してしまう作用のあるヒト化モノクロナール抗体のことです。ただし、先行して開発中のモノクロナール抗体については、満足のいくエビデンスがまだ見い出せていない状況です。

タウタンパク標的薬としては、タウタンパクの生成・蓄積を抑えて神経細胞死を防ぐ薬や抗タウ抗体、タウタンパク沈着阻害薬などが開発中です。特に、タウタンパクのリン酸化を阻害したり、リン酸化したタウタンパクから脱リン酸化を行えるような化合物が有望視されています。

世界の大手製薬会社が開発にしのぎをけずっています。PhⅢ（フェーズⅢ臨床試験＊）まで進んでいる開発品もありますので、今後の展開が期待されます。

現在、上記の薬以外に還元型のメチレンブルー（PhⅢ）や神経伝達標的薬α7ニコチン性受容体興奮剤（アセチルコリン神経系のシナプス前神経細胞とシナプス後神経細胞の両方に存在するα7ニコチン性受容体の興奮剤）が開発中です。α7ニコチン性受容体の興奮剤はドネペジル塩酸塩などのアセチルコリンエステラーゼ阻害薬にみられる嘔気、嘔吐などの副作用が軽減される可能性があります。

＊　PhⅢ（フェーズⅢ臨床試験）
　薬の承認許可を得るまでの臨床試験の三段階のうち、三番目の段階をPhⅢと言います。多数の患者さんに対して薬を投与し、効果と安全性を総合的に評価確認します。この場合、客観的評価として二重盲検法（p.63参照）が使用されます。

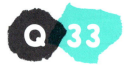 アロマセラピーによる認知症予防について教えてください。

アルツハイマー型認知症の治療薬としてはドネペジル塩酸塩（アリセプト®）やガランタミン臭化水素酸塩（レミニール®）、リバスチグミン（イクセロン®、リバスタッチ®）、メマンチン塩酸塩（メマリー®）などが国内で承認されています。予防としての服用であればサプリメントやメディカルハーブなどの出番があります。これは治療効果を期待するのではなく、アルツハイマー型認知症にならないようにするためのものです。

認知症のおよそ半数を占めるアルツハイマー型認知症では、その中核症状の認知機能障害に対するアロマセラピー（芳香療法）を使った治療効果の検証として鳥取大学医学部生体制御学講座が研究発表しています[1]。

アロマセラピーとして使用した精油は**ローズマリー、レモンオイル、ラベンダー、オレンジオイル**の4種類です。現在、認知症に対する根本治療薬は存在しませんが、当講座が開発した手法によるアロマセラピーは、認知症に対する予防と治療の可能性が高いと考えられています。

〈引用・参考文献〉
1）木村有希，浦上克哉ほか．アルツハイマー病患者に対するアロマセラピーの有用性．Dementia Japan：日本認知症学会誌．19（1），2004，77-85．

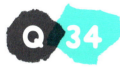

Q34 サプリメントやメディカルハーブにどこまで期待できますか？

　健康食品、サプリメント、メディカルハーブにはエビデンス（科学的根拠、臨床結果）のある治療データは現在のところ少ないです。「イチョウ葉エキス」「コエンザイムQ10」「DHA」が認知症の予防効果が期待されていますが、臨床での治療に対してエビデンスのある結果はまだ示されておりません（表）。

　なお、最近では、「桑の葉エキス」やウコンの成分である「クルクミン」も研究の対象になっています。近い将来、よい臨床成績が報告されることを期待したいものです。

表　認知症治療・予防への効果が期待されるサプリメント

サプリメント	働き	アルツハイマー型認知症予防に対するエビデンス
DHA（p.102参照）	・高血圧症、心血管疾患などの二次予防 ・脳神経細胞の発育や機能の維持	・効きそうな可能性はあるが、十分なエビデンスは不足
イチョウ葉エキス（p.103参照）	・毛細血管の血流改善で冷え性や肩こりを防ぐ ・肌の老化を防ぐ	・ヒトでのエビデンスのあるデータはない
ピクノジェノール®（p.104参照）	・抗動脈硬化のサプリメントとして販売 ・抗酸化作用がある（ヒトに対して有意かは不明）	・ヒトでのエビデンスはまだない
レシチン（p.105参照）	・記憶力などに影響 ・コレステロールを溶かす ・肝機能の改善	・今後の研究に期待
コエンザイムQ10（p.106参照）	・細胞内ミトコンドリアでATP産生に関与	・今後の研究に期待

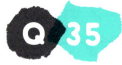

DHAはアルツハイマー型認知症の予防薬になりますか？

　DHA（ドコサヘキサエン酸）は、炭素数が22、不飽和結合が6のω-3系の直鎖の多価不飽和脂肪酸で、EPA（エイコサペンタエン酸）と同様、おもに魚に含まれる必須脂肪酸の一つです。

　ヒトでの有効性については、冠状動脈疾患に対して具体的には、高血圧症、高トリグリセライド血症、心血管疾患の二時予防などに有効性が示唆されています。「中性脂肪が気になる方の食品」という表示で、DHAを関与成分とした特定保健用食品が許可されています。

　DHAは、脳をはじめとする神経組織に多く含まれ、それらの発育や機能維持に重要な役割を果たすことが報告されています。また、DHAやアラキドン酸はα-リノレン酸やリノール酸より、20倍速く生体組織の脂質に組み込まれるとの報告があります。

　DHAが認知症の予防に効きそうな可能性はありますが、アルツハイマー型認知症を含め認知症全般に十分なエビデンスはまだまだ不足しており、今後の研究がまたれます。

〈引用・参考文献〉
1）渡邊昌訳．ハーブ＆サプリメント：NATURAL ATANDARDによる有効性評価．ガイアブックス，2014，223．

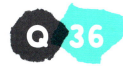

イチョウ葉エキスはアルツハイマー型認知症の予防薬になりますか？

　イチョウは「生きている化石」といわれるように、とても生命力の強い植物であることが広く知られています。イチョウ葉エキスには、フラボノイドとギンコライドという成分が入っています。フラボノイドは毛細血管を丈夫にし、冷え症や肩こり、肌の老化を防ぐ働きがあるといわれています。

　また、イチョウ葉エキスは欧米ではブレインフードとして販売され、アルツハイマー型認知症に期待されたこともありました。ただ、エビデンスのあるデータはないため、あくまで健康増進のためとしておくのがよいでしょう。

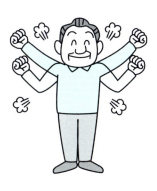

ピクノジェノール®はアルツハイマー型認知症の予防薬になりますか？

　ピクノジェノール®は、フランスの南西部からスペイン国境にかけての大西洋沿岸に生育する「フランス海岸松」の樹皮から抽出された天然の抗酸化物質フラボノイドの集合体です。日本では、抗動脈硬化のサプリメントとして販売されています。抗酸化作用をもつため動脈硬化や潰瘍、生活習慣病など、活性酸素が原因で起こる病気に効果があると期待されています。しかし、今のところヒトに対して有意な抗酸化作用があるか不明です。

　なお、血液脳関門（BBB）＊を通過できるため、脳の血管や神経細胞を酸化から予防できると考えられています。そのため脳血管障害や認知症を防ぐ効果が期待されますが、ヒトでのエビデンスはまだ示されていません。

〈引用・参考文献〉
1）渡邊昌訳．ハーブ＆サプリメント：NATURAL ATANDARDによる有効性評価．ガイアブックス，2014, 679-80．

＊　**血液脳関門（BBB：blood brain barrier）**
　脳の働きに大切な神経細胞を有害物質から守るバリアー機能のことで、血液と脳の組織液との間の物質交換を制限します。通常はアミノ酸やブドウ糖など一部の物質しか通さない性質があるものです。

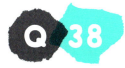 # レシチンはアルツハイマー型認知症の予防薬になりますか？

　レシチンはリン脂質の一種で、細胞膜を構成する成分です。自律神経（副交感神経）の働きに欠かせない神経伝達物質のアセチルコリン（p.54参照）の成分です。脳における記憶力などにも大きな影響を与えている可能性があります。

　そのほか、レシチンには血管にこびりついたコレステロールを溶かす作用があります。大豆のほか、卵黄にも含まれている成分で、脂肪の代謝に深く関わっています。その特長は、油の分子を細かくして水と混ざりやすくする乳化作用です。血液中の余分なコレステロールや中性脂肪を減らすように働き、また、身体が脂肪を必要としているときは、吸収を助ける調整役をしています。このため、血液中の中性脂肪や総コレステロールを低下させます。コレステロールの調整ができることによって、動脈硬化を予防する働きも期待されています。

　また、レシチンは、肝機能の改善にも一役買っています。レシチンは細胞膜をつくり出す要素として、身体中の細胞を支える役目をしていますが、肝臓の細胞膜もレシチンによって保護されています。

　このような理由から、脳の神経細胞の破壊が軽度の認知症であれば進展の予防や改善効果が考えられる、とされています。今後の研究発表が期待されます。

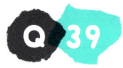

コエンザイムQ10はアルツハイマー型認知症の予防薬になりますか？

アメリカのカンザス大学でミトコンドリアカスケード仮説[1]が発表されました。

加齢によりミトコンドリア機能の低下＊が起こると、それがある閾値に達するとアルツハイマー型認知症にみられる認知機能の低下が起こるのではないかというものです。

本仮説が正しければ、アミロイドβの抑制よりもミトコンドリア機能を通じた脳の老化の抑制や回復こそが、加齢による晩発性のアルツハイマー型認知症の予防や治療には有効となる可能性があります。

コエンザイムQ10は細胞内のミトコンドリアにおいて、エネルギー源（ATPなど）の産生に関与する重要な補酵素です。このコエンザイムQ10がアルハイマー型認知症に効くかもしれないことを裏づける報告は今までにいくつかあります。予防として期待できるかもしれません。

〈引用・参考文献〉
1）Russell H. Swerdlw. 老化はアルツハイマー病の一部か，アルツハイマー病が老化の一部か？．Psychiatry Today. No.24, 2010, 72.

＊　ミトコンドリア機能の低下（ミトコンドリアカスケード仮説）
　健常人では細胞内にあるミトコンドリアの内膜に存在するCoQの助けをかりてATPというエネルギー物質を産生することができます。しかし加齢によりCoQやミトコンドリアの機能低下が起こってくるとATP産生がスムーズに行われず、認知機能の低下などのリスクが生じてくる可能性が示唆されています。

column 認知症の予防について

予防には一次予防から三次予防まであります。

> **一次予防**： 健康増進・疾患の発病の予防
> 　　　　　　→健康的な生活習慣の確立。健康指導、予防接種、健康教育。
>
> **二次予防**： 疾患の早期発見・早期治療
> 　　　　　　→健康診断、がん検診、人間ドック、高血圧治療。
>
> **三次予防**： 疾患の再発予防・進行防止、機能維持・回復
> 　　　　　　→リハビリテーション、在宅機能回復訓練。

認知症予防とは、認知症の発症の危険因子を減らすことにあります。

現在、アルツハイマー型認知症の発症に関わる危険因子として、食習慣では、魚の摂取不足や野菜・果物の摂取不足などが関係しているのではないかという説があります。

魚の摂取に関しては、魚に含まれるオメガ脂肪酸であるEPAやDHAの不足によるものと考えられています。また、野菜や果物に含まれるビタミンE、ビタミンC、βカロテンなどの不足も考えられています。各種ポリフェノールも動脈硬化の進行を防止するだけでなく認知症の改善や予防にいいのではと考えられています。

しかし、いずれにしても現時点では明確な予防効果を示すエビデンスはありません。

索引

数字

3大認知症……12

アルファベット

AD……12
Aβタンパク……24、42
BACE阻害薬……98、99
BBB……104
BPSD……13
CYP2C9……97
DHA……102
DLB……12
EPA……102
MCI……10、42
NMTT基……77
NOAC……84、96
PT-INR……81
VD……12
βラクタムの環状構造……76、77
γ-カルボキシル化……79

あ

アセチルコリン……34、54
アセチルコリンエステラーゼ……54
アセチルコリンエステラーゼ阻害薬
　……50
アセチルコリン作動性神経系……54
アミロイドβタンパク……24、42
アリセプト®……50、51
アルコール脳症……12
アルツハイマー型認知症
　……12、13、23、42
アロマセラピー……100
イクセロン®……50、51
異常リン酸化タウタンパク……24
異食行動……29
イチョウ葉エキス……103
易怒性……29
意欲低下……28
うつ病……47
エイコサペンタエン酸……102
エビデンス……101
大きな寝言……33、37
オランザピン……64、65

か

改訂長谷川式簡易知能評価スケール
　（HDS-R）……44、45
ガランタミン臭化水素酸塩……50、51
肝性脳症……12
肝薬物代謝酵素……97
記憶障害……26
偽薬……63、71
ギンコライド……103
クエチアピン……64、65
経口抗凝固薬……84、96
軽度……32
軽度認知障害……10、42
経皮吸収型製剤……61
血液脳関門……104
血小板凝集能……92
幻覚……28
幻視……35、36
幻聴……35

見当識障害……26
抗アミロイド抗体……98、99
高カロリー輸液……84
交感神経……67
抗血小板薬……92
抗精神病薬……64、65
高度……32
抗パーキンソン病薬……64
興奮……29
コエンザイムQ10……106
誤嚥性肺炎……38

さ

錯視……36
失禁……29
失語……27
失行……27
実行機能障害……27
失認……27
シナプス……25
シナプス後細胞……25
シナプス前細胞……25
若年性アルツハイマー型認知症……56
周辺症状……13、28
出血防止策……85
常同行動……41
自律神経……39
自律神経症状……38
神経原線維変化……24
神経細胞間……25
神経伝達物質……25
神経変性疾患……34
随伴症状……13、28

睡眠障害……29
性格変化……28
セフェム系薬……78
漸増法……67
前頭側頭型認知症……12、41
せん妄……14

タウタンパク……42
タウタンパク沈着阻害薬……99
タウタンパク標的薬……99
立ち去り行為……41
中核症状……13、26
中枢神経系……55
中等度……32
転倒……36
ドコサヘキサエン酸……102
突発性正常圧水頭症……15
ドネペジル塩酸塩……50、51
取り繕い行動……29

二重盲検試験……63
認知機能の変動……36
認知症簡易スクリーニングシート
　（浦上式）……44
認知症治療薬……64
脳血管性認知症……12、14、40

は

パーキンソン症状……33

パーキンソン病……13、14
徘徊……28
パッチ……61
ハロペリドール……64、65
半減期……60
判断力低下……27
ピクノジェノール®……104
ビタミンK……78、79
ビタミンK依存性凝固因子……78、79
ピック病……12、41
不安……28
副交感神経……67
不潔行為……29
不眠……29
プラセボ……63、71
ふらつき……38
プロトロンビン時間……81
併用薬……30
暴力行為……29

まだら認知症……14
末梢神経系……55
見間違い……36
めまい……38
メマリー®……51、57
メマンチン塩酸塩……51、57
妄想……36、47
もの盗られ妄想……28
もの忘れ……16、19

夜間せん妄……29
抑うつ症状……38

リスペリドン……64、65
リバスタッチ®……50、51
リバスチグミン……50、51
レシチン……105
レビー小体型認知症……12、13、33、35、36
レミニール®……50、51
レム睡眠行動異常……33、37
老人斑……24

わ

ワーファリン……74
ワルファリン……74

著者プロフィール

徳田　正武 (とくだ・まさたけ)

薬剤師（薬理学修士）、慶應義塾大学MBAコース修了

【略歴】
1950年鹿児島市生。
元国内大手製薬会社の血栓止血領域及び造影剤のプロダクトマネージャー経験者。また、ライセンシング部にて薬の導入・導出、合弁会社設立などを実現させたほか、副作用報告対応などの安全性管理やお客様くすり相談（5年間で2万5千件対応）、ITを駆使した医療機器の新規事業部の責任者など医薬品業界で幅広い経験を有している。

【所属】
日本認知症予防学会会員、日本プライマリ・ケア連合学会会員、生活習慣病予防指導士（日本ホリスティック医学協会）、健康・生きがいづくりアドバイザー（健生財団）

医療従事者・家族が知りたい！
薬相談2万5千件のプロが答える
よくわかる認知症と薬のQ&A
－みんなが悩む高齢者への
抗血栓治療薬投与の疑問も解決

2016年6月25日発行　第1版第1刷

著　者　徳田　正武
発行者　長谷川　素美
発行所　株式会社メディカ出版
　　　　〒532-8588
　　　　大阪市淀川区宮原3-4-30
　　　　ニッセイ新大阪ビル16F
　　　　http://www.medica.co.jp/

編集担当　中島亜衣／星　裕子／粟本安津子
装　幀　　ISSHIKI
イラスト　福井典子
印刷・製本　株式会社シナノ パブリッシング プレス

© Masatake TOKUDA, 2016

本書の複製権・翻訳権・翻案権・上映権・譲渡権・公衆送信権（送信可能化権を含む）は、(株)メディカ出版が保有します。

ISBN978-4-8404-5798-9　　Printed and bound in Japan

当社出版物に関する各種お問い合わせ先（受付時間：平日9：00～17：00)
●編集内容については、編集局 06-6398-5048
●ご注文・不良品（乱丁・落丁）については、お客様センター 0120-276-591
●付属のCD-ROM、DVD、ダウンロードの動作不具合などについては、
　　　　　　　　　　　　　　　　　　　　デジタル助っ人サービス 0120-276-592